¿Qué pasa en mi cuerpo?

El libro para muchachos

¿Qué pasa en mi cuerpo?

El libro para muchachos

(tercera edición actualizada)

LYNDA MADARAS
CON AREA MADARAS

ILUSTRACIONES POR SIMON SULLIVAN

WM

WILLIAM MORROW

An Imprint of HarperCollins*Publishers*

Los libros de HarperCollins pueden ser adquiridos para uso educacional, comercial o promocional. Para mayor información diríjase a: Special Markets Department, HarperCollins Publishers, 10 East 53rd Street, New York, NY 10022.

PRIMERA EDICIÓN

Diseño del libro por Kris Tobiassen

Library of Congress Cataloging-in-Publication Data

Madaras, Lynda.
  [What's happening to my body? book for boys. Spanish]
  Que pasa en mi cuerpo? El libro para muchachos : la guia de mayor venta sobre el desarrollo escrita para adolescentes y preadolescentes / Lynda Madaras con Area Madaras ; ilustraciones por Simon Sullivan.
     p. cm.
  Summary: "The bestselling guide for preteens and teens now in a Spanish language edition. The "What's Happening to My Body?" growing-up guides are acknowledged by parents, educators, librarians, and doctors for their unique, nonthreatening style, excellent organization, and thorough coverage of both the physical and emotional issues surrounding puberty and adolescence. And kids love them too! As one fan wrote, "Dear Lynda, I can't believe that you, a mom, knew all this stuff!" In sensitive straight talk, Que pasa en mi cuerpo? Libro para muchachos covers the body's changing size and shape; diet and exercise; the growth spurt; the reproductive organs; body hair; voice changes; romantic and sexual feelings; and puberty in the opposite sex. It also includes information on steroid abuse, acne treatment, sexually transmitted diseases, AIDS, and birth control. Includes a comprehensive resource section and line drawings. For ages 10 and up."—Provided by publisher.
  Includes index.
  ISBN 978-1-55704-940-7 (pbk.)
  1. Teenage boys—Growth—Juvenile literature. 2. Teenage boys—Physiology—Juvenile literature. 3. Puberty—Juvenile literature. 4. Sex instruction for boys—Juvenile literature. I. Madaras, Area. II. Title.

RJ143.M3318 2011
612.6'61--dc23
                                    2011030570

12 13 14 15 16   OV/RRD   10 9 8 7 6 5 4 3 2 1

CONTENIDO

3. GUÍA SOBRE LOS ÓRGANOS SEXUALES: ¿QUÉ ES NORMAL? ¿Y QUÉ NO?

6. CAMBIOS EN LOS ÓRGANOS REPRODUCTIVOS MASCULINOS: ERECCIONES, ESPERMA Y EYACULACIÓN

LISTA DE ILUSTRACIONES

PRÓLOGO
POR
MARTIN ANDERSON, M.D., M.P.H.

Desafortunadamente los adolescentes no vienen con un manual para el usuario como los autos nuevos. Ambos son de alto rendimiento y, en ocasiones, de alto mantenimiento. Puede ser difícil ponerlos en marcha, conducirlos y detenerlos. Un obstáculo importante para la comunicación entre padre de familia y adolescente es que ninguno de los dos sabe qué esperar del otro. Generalmente las enseñanzas de padres a hijos se basan en lo que se les enseñó a ellos. Esto funciona cuando se trata de tirar una pelota, cambiar el aceite del auto, cocinar, etc., pero no funciona con el tema de la sexualidad y el desarrollo durante la pubertad. A menudo, los padres no aprendieron de estos temas de sus propios padres y, por lo tanto, no tienen un ejemplo en el cual basarse cuando les enseñan a sus hijos.

El libro de Lynda Madaras es eficaz tanto como manual para el usuario adolescente y como guía de enseñanza para sus padres. Estoy plenamente de acuerdo con la autora cuando sugiere que padres y preadolescentes y adolescentes deben leer juntos este libro. Este informativo tomo prepara a los muchachos y a sus padres para los cambios que se avecinan, y el libro es un excelente recurso para los adolescentes cuando tienen preguntas sobre su cuerpo.

He tenido el placer de dirigir varias sesiones entre padres e hijos varones de quinto grado sobre la pubertad, el crecimiento y el desarrollo. El contenido de las presentaciones y lo que transcurre durante las sesiones es mucho menos importante que las conversaciones que tienen lugar camino a casa y posteriormente. Los padres y sus hijos adolescentes a menudo necesitan que algo dé pie a estas charlas. El libro de Lynda Madaras es un excelente punto de partida para estas conversaciones.

A los adolescentes que están leyendo esto, recuerda que tus padres a menudo se sienten igual de incómodos que tú, o quizá más. Aunque parezca difícil creerlo, ellos pasaron por la pubertad, tal como tú lo estás haciendo ahora. Pregúntales sobre sus experiencias. Cabe la posibilidad de que aprendas algo y, si no, piensa sobre la vergonzosa información que averiguarás sobre tus padres. Ahora podrás hacerles pagar por mostrarle a tu primera pareja las fotos de bebé en que sales desnudo.

En resumen, el libro de Lynda Madaras es un recurso de valor incalculable para los adolescentes y sus padres. Tanto los chicos como sus padres se pueden beneficiar mucho de leer este libro. Es uno de los libros clásicos que siempre tengo a la mano para prestárselo a padres o adolescentes cuando piden fuentes de consulta para ayudarlos a comprender la adolescencia.

MARTIN ANDERSON, M.D., M.P.H.
Director de medicina adolescente
Departamento de pediatría de UCLA
Los Ángeles, California

INTRODUCCIÓN PARA LOS PADRES

Hacia fines del año escolar, les doy a los adolescentes en mis clases de educación sexual un huevo crudo con la asignatura de tratarlo como su bebé durante una semana. "Cuando te olvidas de traer dinero para el almuerzo o ropa para gimnasia o el libro de matemáticas, no sucede nada terrible", les digo. "Pero si te olvidas de traer a tu bebé a la escuela incluso una vez, se muere y debes abandonar el juego". Al final de la semana, llevo a todos los bebés que han sobrevivido y a sus padres a almorzar.

A los huevitos de mis clases no les va bien. La mayoría muere de fracturas múltiples al poco tiempo de nacer.

Me hace mucha gracia ver lo que sucede en la escuela durante la semana de esta tarea. Siempre hay un par de muchachos que tratan infructuosamente de hacer que una de las muchachas cuide a su bebé. Pero también hay muchachos que se toman la paternidad muy en serio. Los veo a la hora del almuerzo, en grupos de cuatro y cinco, comiendo en el patio y "cuidando" a sus huevitos. Conversan, comparan notas e intercambian cuentos de encuentros cercanos con catástrofes infantiles.

Siempre me sorprende que tantos muchachos se enganchen en este juego. Ver a un enorme quinceañero con el cuerpo de jugador de fútbol americano deambular por la escuela con su huevito amorosamente arropado en una cunita hecha con una caja de leche no deja de asombrarme.

La idea de la asignatura sobre el huevo-bebé es, por supuesto, darles a los muchachos una idea de las responsabilidades que conlleva la paternidad y siempre tengo la esperanza de hacerlos pensar dos veces antes de arriesgar un embarazo. Pero, incluso si la tarea nunca previene el embarazo ni de una sola adolescente, los chicos se divierten y quiero pensar que aprenden de ella. Más importante aun, quizá les enseñe algo sobre las confusas contradicciones que los muchachos deben enfrentar al hacerse adultos.

He encontrado que los muchachos que pasan horas haciendo cunitas con todo cariño son los mismos muchachos que se me acercan antes de clase, riéndose nerviosamente y mostrándome copias maltrechas de la picante novela adolescente que está circulando en ese momento. "Lea esto, lea esto", insisten, con el libro abierto en las páginas donde "las partes buenas" han sido subrayadas con rojo. Las mujeres en estas novelas siempre andan abriéndose la blusa de un tirón y rogándole al héroe que haga de las suyas con ella. El héroe, todo un caballero, le hace el favor.

Siempre les digo a los chicos que ni mi vida sexual ni la vida sexual de nadie que conozca en el planeta es como se describe en estos libros. Luego, hablamos sobre los temores e incertidumbres de la vida real que la mayoría de la gente tiene sobre el sexo y sobre las emociones que conlleva tener relaciones sexuales con otra persona.

Lo que estoy tratando de decir es que esta cultura presenta problemas bastante difíciles para los muchachos que están tratando de lidiar con lo que conlleva hacerse hombres. Por un lado, tienen un lado tierno y cariñoso, el lado que veo tan claramente cuando están participando en el juego del huevo-bebé. Por otro lado, enfrentan todas estas imágenes emocionantes y estimulantes sobre una sexualidad masculina de macho conquistador, la cual no da mucha cabida al aspecto tierno y cariñoso de nadie.

Para un muchacho debe ser difícil comprenderlo e indudablemente, a esto se debe gran parte de la ansiedad que sienten los chicos en la adolescencia. Durante la infancia, por lo general se les da a los muchachos espacio para mostrar su ternura. Pero de adolescentes, pasan al extraño mundo de la vida adulta, en la que según parece, los "hombres de verdad" no se distinguen por su ternura, no lloran ni tienen duda alguna sobre quiénes son y qué se supone que hagan. Los "hombres de verdad" siempre saben cuál es su próxima movida en el ámbito sexual, siempre están muy enterados y se sienten sumamente seguros sobre el sexo y la vida en general. ¡Caramba!

Encima, precisamente mientras pasan de la niñez a este confuso mundo de la adultez, todos estos cambios extraños comienzan a producirse en su cuerpo. Y lo más probable es que nadie a su alrededor esté dispuesto a explicar estos cambios de una manera que no sea superficial, si acaso.

Las muchachas en mis clases, en su mayoría, han sido las benefactoras de por lo menos una "conversación" llena de nerviosismo y vergüenza con sus padres (por lo general, la madre) sobre la menstruación. Pero hay muy pocos muchachos en mis clases cuyos padres (sea la mamá o el papá) les han hablado de la eyaculación o las erecciones espontáneas, la masturbación, los sueños húmedos o cualquier otro aspecto físico de la pubertad de los varones. Como cultura, al parecer hemos decidido que es importante hablar con nuestras hijas sobre la pubertad pero no tan importante hablar con nuestros hijos.

Por supuesto, que una vez que nuestras hijas comienzan a menstruar, pueden salir embarazadas, un hecho que de por sí parece convencer a muchos padres que deben tener por lo menos una conversación mínima sobre los cambios sexuales de la hija. Pero las muchachas no se embarazan solas.

Muchos padres son de la opinión de que la pubertad realmente no es "gran cosa" para los muchachos. Una idea popular en nuestra cultura es que sólo las muchachas sienten vergüenza, ansiedad y preocupación sobre los cambios físicos de la pubertad. Pero los muchachos sienten la misma curiosidad que las muchachas sobre lo que pasa en su cuerpo.

Sin embargo, demasiados padres dejan a sus hijos a la deriva en este importante momento de su vida. Un factor que contribuye a que no hablemos con nuestros hijos sobre los cambios físicos de la pubertad indudablemente es la simple ignorancia. Aunque los padres tienen una idea general sobre lo que sucede durante la pubertad —ya que ellos también han pasado por ella— es poco común que un padre le explique a su hijo exactamente por qué puede tener sueños húmedos o decirle la edad promedio a la que un muchacho eyacula por primera vez. Y aunque las madres quizá sientan suficiente confianza como para tratar de hablarle a su hija sobre la menstruación, cuando se trata de una erección espontánea, sueños húmedos y cosas así, generalmente están perdidas.

Otro factor es completa vergüenza. Es bastante difícil hablar sobre la pubertad con un muchacho sin mencionar la masturbación, por ejemplo. Más de 90% de los chicos se masturban durante la pubertad. Sin embargo, la masturbación es un tema delicado, y no hay duda de que en la mayoría de los casos nos sentimos un poco avergonzados de tocar el tema.

Más allá de proporcionar datos básicos, espero que este libro ayude a los padres de familia e hijos a superar la "barrera de la ver-güenza". Lo ideal, en mi opinión, sería que padres y madres se sienten a leer el libro con sus hijos. De alguna manera, tener la información impresa en una página hace que cause menos vergüenza, pues es otro el que lo dice, no usted.

Por supuesto que no es necesario que ambos padres lean el libro con su hijo. Uno de los padres puede escoger hacerlo o quizá sea mejor que usted simplemente le dé el libro a su hijo para que lo lea solo.

Independientemente de si lo leen juntos o separados, espero que encuentre la manera de hablar con su hijo sobre los cambios por los que su cuerpo está pasando o pasará pronto. Los muchachos a menudo tienen inquietudes detalladas sobre estos cambios. Necesitan que se les tranquilice constantemente que lo que les está pasando es perfecta-mente normal.

Los adolescentes no sólo agradecen enormemente cuando se satisface su necesidad de que se los tranquilice de esa manera, sino que también desarrollan un profundo respeto y confianza por la fuente de esa tranquilidad. Los padres deben darse cuenta del poderoso vínculo que pueden forjar con sus hijos si "están a la mano" mientras éstos pasan por la pubertad, ni qué mencionar lo bueno que serán para todos los involucrados la confianza y respeto consiguientes en años posteriores, cuando su hijo enfrente decisiones sobre relaciones sexuales. Si se presta a las preguntas de su hijo adolescente cuando las tenga, es más probable que él recurra a usted para pedirle consejos al tomar decisiones al respecto.

Dicho esto, también debo advertirle que incluso después de que su hijo haya leído el libro, hablarle sobre los cambios de la pubertad quizá no sea lo más fácil del mundo. Si lo hace de frente, haciéndole una pregunta directa como "¿Qué te pareció el libro?" o "¿Hay algo en el libro de lo que quieras hablar?", es probable que le conteste algo como "Bien", o "No, no hay dada que quiera saber" o "No quiero hablar sobre esas cosas". Según mi propia experiencia, es mejor comenzar a hablar sobre sus propias experiencias durante la pubertad. Cuéntele algo vergonzoso o tonto que le haya sucedido.

Al usar este enfoque, hace que sea más fácil que su hijo adolescente se sincere con usted. Con el relato tonto o vergonzoso que le cuente sobre usted mismo, le comunicará que no tiene nada de malo tener incertidumbres y que está bien no saberlo todo perfectamente con respecto a este tema.

Más consejos: Evite tener una "conversación" para todo propósito. No cumplirá con el cometido, por más que trate. Es mejor hacer las cosas de manera casual y mencionar el tema ocasionalmente, cuando hacerlo parezca natural. Según mi experiencia, mientras más casual y espontánea sea la conversación con sus hijos sobre la pubertad, mejor.

Otro consejo: si hablar sobre la pubertad y sexualidad es difícil o vergonzoso para usted, dígalo. No tiene nada de malo decirle a su hijo, "Realmente me avergüenza hablar de esto", o "Mis padres nunca me hablaron sobre estas cosas, por lo que se me hace un poco raro tratar de hablarte" o lo que sea. De todos modos, su tono de voz, su lenguaje corporal o cualquiera de las otras maneras que tenemos de comunicar lo que realmente estamos sintiendo van a hacer que su hijo se dé cuenta de su vergüenza. Si trata de aparentar que no se siente incómodo, lo único que logrará es confundir a su hijo. Una vez que admita sus sentimientos, se aclararán las cosas.

Como padre o madre, quizá descubra que tiene ciertas inquietudes sobre algunos de los asuntos que se tratan en este libro. Algunos de los temas son muy polémicos. Cuando surgen preguntas controversiales en clase yo trato de presentar los diversos puntos de vista y explicar por qué las personas los tienen. Pienso que logro ser bastante objetiva, pero es posible que a veces sea obvio mi punto de vista. Si su opinión sobre algunos de los temas tratados en este libro difiere de la mía, eso no es una excusa para desechar esa parte. En vez, use estas diferencias de opinión como oportunidad para explicarle sus propios puntos de vista y valores a su hijo.

Queremos que niños de nueve a quince años de edad tengan acceso a este libro. Considero que estos libros deben ser asequibles a niños más jóvenes pues va de la mano con mi percepción general sobre la necesidad de educación temprana acerca de la pubertad. Creo firmemente que los chicos que no reciben educación sobre la pubertad que les dé seguridad cuando más la necesitan no responden bien posteriormente a los esfuerzos de sus padres o escuelas de impartir códigos morales, ni siquiera simples pautas seguras y sensatas de conducta sexual. En este libro destacamos los cambios de la pubertad y sólo mencionamos superficialmente los aspectos de la "educación sexual" tradicional.

Independientemente de cómo decida lidiar con los temas de la pubertad y sexualidad, o cómo decida usar este libro, espero que los ayude a usted y a su hijo a tener un mejor entendimiento sobre el proceso de la pubertad y que los acerque más.

1.
LA PUBERTAD

Fue fabulosa. Recuerdo haber pensado: "¡Ya no soy un niño!" ¡Me encantó!

—JUAN, 26 AÑOS

Fue raro. Me sentía cansado todo el tiempo y dormía mucho. Realmente no sabía qué me estaba pasando.

—GUILLERMO, 19 AÑOS

La gente habla de ella como si fuera algo muy dramático que sucede de buenas a primeras un día. No es así. No es como que sale un tipo y dice, "Oye, muchacho, es así. Ahora te va a pasar a ti".

—FERNANDO, 33 AÑOS

Me pareció como que un día me desperté y todo había cambiado. Era una persona diferente en un cuerpo diferente.

—SAMUEL, 35 AÑOS

Todos estos hombres están hablando sobre lo mismo: la pubertad. La pubertad es la etapa de la vida en la que el cuerpo cambia y pasa de ser un cuerpo de niño a uno de adulto.

Como puedes ver en la figura 1, el cuerpo de un niño cambia bastante cuando pasa por la pubertad. El pene y escroto, la bolsa de piel debajo del pene, crecen y se desarrollan. Le salen vellos en lugares

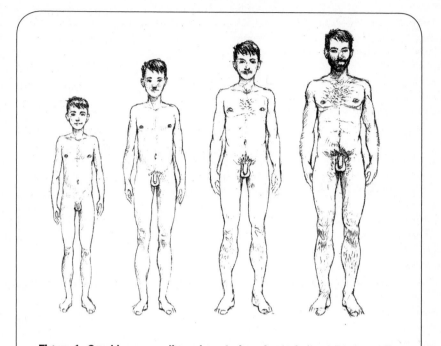

Figura 1. Cambios masculinos durante la pubertad. A medida que los muchachos pasan por la pubertad, aumentan de estatura, se les ensanchan los hombros, su cuerpo se vuelve más musculoso, los órganos sexuales se desarrollan y les comienzan a crecer vellos en la región púbica, como también en las axilas, la cara, el pecho, los brazos y las piernas.

en los que nunca antes los tuvo: alrededor del pene, en las axilas y en la cara.

Los muchachos también crecen. Desde luego, crecemos durante toda la infancia. Pero durante la pubertad, los muchachos aumentan de estatura más rápido que en cualquier otro momento en la vida. Durante este estirón pueden crecer cuatro pulgadas o más en un año. La forma de su cuerpo también cambia. Los hombros se les ensanchan y, por lo tanto, las caderas lucen más angostas en comparación. Se vuelven musculosos y más fuertes. Todo su cuerpo comienza a lucir más "masculino".

Éstos son apenas los cambios exteriores en el cuerpo de un chico durante la pubertad. Mientras estos cambios están sucediendo en el exterior del cuerpo, otros cambios también ya están sucediendo por dentro.

Para algunos muchachos, la pubertad parece tomar una eternidad. Para otros, estos cambios ocurren tan rápido que parece que tuvieron lugar de la noche a la mañana. Pero en realidad, no suceden tan rápido. La pubertad ocurre lenta y gradualmente, durante un periodo de muchos meses y años. Los primeros cambios pueden comenzar a una edad muy temprana o demorarse hasta la adolescencia del muchacho. Independientemente de cuándo comiences a pasar por la pubertad, te apuesto que tienes muchas preguntas sobre lo que está sucediendo en tu cuerpo. Espero que este libro conteste esas preguntas.

Enseño clases sobre la pubertad para muchachos y padres. Mi hija Area y yo también tenemos talleres sobre la pubertad. Los hombres y muchachos en nuestros talleres y los chicos en mis clases o talleres siempre tienen muchas preguntas. También tienen mucho que decir sobre la pubertad. Sus comentarios figuran en estas páginas*, por lo que, en cierto sentido, ellos nos ayudaron a escribir este libro.

Comencé a enseñar clases sobre la pubertad y sexualidad cuando los dinosaurios aún deambulaban por el planeta (bueno, prácticamente). En aquel entonces, no se enseñaba educación sexual en muchas escuelas. Tuve que crear mis lecciones de cero. Decidí iniciar mi primera clase explicando de dónde vienen los bebés. Parecía ser un buen comienzo. Al fin y al cabo, durante la pubertad, el cuerpo se prepara para la etapa de la vida en que posiblemente decidas producir, o más bien, tener un bebé.

No pensé que tendría problemas para enseñar la primera clase. "No es gran cosa", me dije. "Simplemente iré y comenzaré a hablar con los muchachos acerca de dónde vienen los bebés. No hay problema".

---

*Para proteger su privacidad, hemos cambiado los nombres de los muchachos y hombres que tuvieron la gentileza de dejarnos citarlos.

¡Qué equivocada estaba! Apenas abrí la boca, hubo un pandemonio. Los muchachos comenzaron a reírse nerviosamente, darse codazos y sonrojarse. Un muchacho incluso se cayó de la silla. La clase estaba actuando raro porque para hablar acerca del origen de los bebés tenía que hablar del sexo. Las relaciones sexuales, como posiblemente hayas notado, son *un tema que llama la atención*. Las personas a menudo actúan avergonzadas, risueñas o raras cuando se menciona el tema del sexo.

EL SEXO

La palabra sexo, en sí, es confusa. A pesar de que es una palabra pequeña, sexo tiene muchos significados. Con su significado más básico, sexo simplemente se refiere a las diferencias que existen entre el cuerpo de los varones y las hembras. Hay muchas diferencias entre el cuerpo masculino y femenino. Pero lo más obvio es que los hombres tienen un pene y escroto, y las mujeres tienen una vulva y vagina. Estas partes del cuerpo u órganos se llaman los órganos sexuales. Las personas tienen órganos sexuales masculinos o femeninos, y pertenecen al sexo masculino o femenino.

La palabra sexo también se usa de otras maneras. Podemos decir que dos personas están "teniendo relaciones sexuales". Esto generalmente significa que están participando del coito. Como explicaremos posteriormente en este capítulo, en el coito se juntan los órganos sexuales de dos personas. En el coito entre un hombre y una mujer también se producen los bebés.

Podemos decir que dos personas "tienen un comportamiento sexual". Esto significa que están participando del coito o están agarrando, tocando o acariciando los órganos sexuales de la otra. Quizá digamos que "estamos teniendo sensaciones sexuales". Esto significa que estamos teniendo sentimientos o pensamientos sobre nuestros órganos sexuales o nuestras actividades sexuales con otra persona.

Nuestros órganos sexuales son las partes privadas del cuerpo. Generalmente los mantenemos cubiertos. No hablamos de ellos en público a menudo. Los sentimientos sexuales y la actividad sexual con alguien por lo general tampoco son temas que se mencionan en clase.

Si tuviera el cerebro bien puesto, habría pensado sobre todo esto antes de mi primera clase. Me habría dado cuenta de que entrar a un aula y hablar sobre el sexo, penes y vaginas iba a causar *gran* conmoción. En esa primera clase caí en la cuenta de ello muy rápido. Decidí que, si íbamos a entrar en bromas y reírnos de verdad, más valía que *realmente* lo hiciéramos. Ahora comienzo mis clases y talleres pasando copias de los dibujos en la figura 2. También les doy a todos lápices rojos y azules.

La figura 2 muestra los órganos sexuales externos de un hombre y una mujer adultos. Estos órganos sexuales también se llaman los órganos genitales o reproductivos. Tenemos órganos sexuales tanto dentro como fuera del cuerpo. Cambian a medida que pasamos por la pubertad.

LOS ÓRGANOS SEXUALES MASCULINOS

Una vez que todos tienen copias y lápices de color, alzo la figura de los órganos sexuales masculinos. Le digo a la clase que los órganos sexuales que están en la parte exterior del cuerpo de un hombre son el pene y escroto. Los muchachos en mi clase de todos modos se ríen como locos o se caen de su silla de vergüenza, pero no les presto mucha atención. Usando mi mejor tono de maestra de kindergarten, digo, "El pene en sí tiene dos partes: el tronco y glande. Encuentren el tronco del pene y coloréenlo a rayas azules y rojas". En ese momento, todos se ponen a colorear muy serios. Algunos aún se ríen nerviosamente, pero comienzan a pintar de todos modos. ¿Por qué no coloreas tú también el tronco? (A no ser que, por supuesto, este libro pertenezca a otra persona o la biblioteca. Una de las personas que más

Figura 2. Órganos sexuales masculinos y femeninos

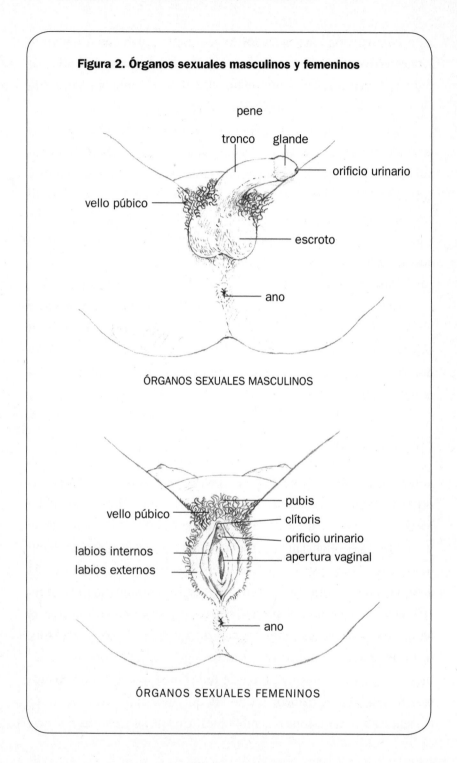

ÓRGANOS SEXUALES MASCULINOS

ÓRGANOS SEXUALES FEMENINOS

admiramos es una bibliotecaria llamada Lou Ann Sobieski. Estaríamos *en verdaderos apuros* si Lou Ann pensara que le estamos diciendo a la gente que pinte los libros de bibliotecas. Si este libro no es tuyo, haz una copia de esta página para colorearla.)

Luego le pido a la clase que encuentre un pequeño hueco en la punta del pene y lo rodee con un círculo rojo. Éste es el orificio urinario. Es la apertura por la cual la orina (pis) sale del cuerpo. Por lo general, a estas alturas hay menos risitas. El orificio urinario es pequeño. La clase tiene que prestar más atención para colorear.

Luego coloreamos el glande en sí. Generalmente sugiero azul, pero píntalo del color que quieras.

"Puntos rojos y azules para el escroto", le digo luego a mi clase. El escroto es el bolso de piel suelta detrás del pene. Otro nombre para el escroto es sacro escrotal. Dentro del escroto hay dos órganos en forma de huevos llamados testículos. (No se pueden ver los testículos en la figura 2. Los menciono porque hablaremos acerca de ellos dentro de unas cuantas páginas.)

Luego explico que los vellos enrizados de los órganos sexuales son vellos púbicos. También debes colorearlos.

Finalmente, llegamos al ano. Se trata de la apertura por la cual las heces (caca) salen del cuerpo. El ano no es un órgano reproductivo. Pero está cerca, por lo que no pierdes nada coloreándolo también.

Para cuando la clase termina de colorear las diferentes partes, he dicho la palabra "pene" en alto unas veintiocho veces. Todos están acostumbrados a que diga ésta y otras palabras que por lo general no se dicen en voz alta en las clases. Mis estudiantes ya no reaccionan exageradamente cada vez que uso estas palabras. Además, los dibujos se ven graciosos.

Todos se están riendo. La risa hace que sea más fácil lidiar con la vergüenza o el nerviosismo.

LA CIRCUNCISIÓN

La figura 2 muestra un pene circuncidado. La circuncisión es una operación con la que se extirpa el prepucio del pene. El prepucio es parte de la piel especial que cubre el pene. La cirugía generalmente se hace cuando un bebé tiene sólo unos cuantos días de vida.

Los hombres de este país, en su mayoría, han sido circuncidados. Pero también hay muchos que aún tienen prepucio. Si un muchacho no ha sido circuncidado, el prepucio le tapa la mayor parte del glande o todo.

Cuando nace un bebé, el prepucio y glande generalmente están pegados. En algún momento dado, el prepucio se separa. Para cuando un muchacho pasa a ser adulto, o tal vez antes, puede retraer el prepucio. Esto significa que lo puede jalar del glande hasta el tronco del pene, como se muestra en la figura 3.

Quizá te preguntes por qué las personas circuncidan a sus hijos. Quizá tengas otras preguntas sobre la operación. Si es así, encontrarás más información acerca de la circuncisión en el Capítulo 8.

Tengo otro motivo para hacer que los muchachos coloreen estos dibujos. Los ayuda a recordar los nombres de estos órganos. Si simplemente miras el dibujo, no retienes los nombres de las partes. Si pasas tiempo coloreando las partes, tienes que prestar atención. Es más probable que recuerdes los nombres. Éstas son partes importantes del cuerpo. Vale la pena hacer un esfuerzo por aprender los nombres.

Mientras todos están coloreando, hablamos de términos coloquiales o jerga. Las personas no siempre usan los nombres médicos para estas partes del cuerpo. A veces usan jerga.

Los muchachos en la última fila de mi primera clase sobre la pubertad eran diccionarios andantes de jerga. Cada vez que yo decía "pene" o "vagina" en voz alta, su cerebro se ponía en marcha y producía decenas de palabras de jerga. Se les hacía imposible quedarse callados. Casi saliéndose de sus asientos, agitaban los brazos y se daban puñetazos de juego. Llenos de alegría, se susurraban palabrotas unos a los otros.

Al final, la emoción de decir estas "malas" palabras en voz alta resultó ser demasiado para los muchachos. A toda la fila de atrás le daba ataques de risa salvaje. De hecho, algunos estaban en el piso de la risa. Pronto, toda la clase estaba totalmente fuera de control. "Quizá", pensé, "no cuento con lo necesario para dedicarme a este tipo de trabajo".

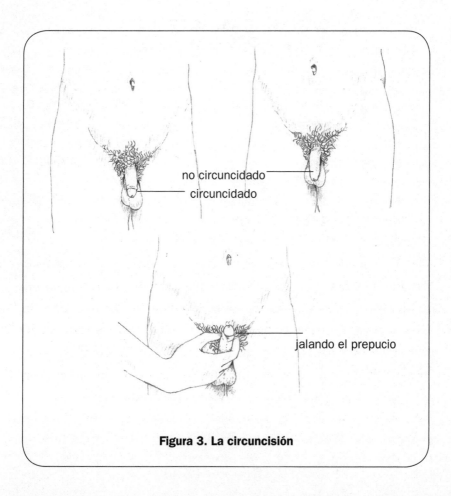

no circuncidado
circuncidado

jalando el prepucio

Figura 3. La circuncisión

Estuve a punto de renunciar a las clases sobre la pubertad en ese instante, pero de buenas a primeras, se me ocurrió una idea. Me volteé hacia el pizarrón y comencé a enumerar las palabras de jerga que estaban circulando por la clase. Animé a toda la clase a contribuir a la lista. Pronto el pizarrón estaba cubierto de jerga, y la clase estaba lo suficientemente calmada como para continuar.

No sé exactamente por qué funciona esto. Pero con los años, me he dado cuenta de que surte efecto. La mejor manera de hacer que estas palabras no interrumpan la clase es hacer que las mencionen sin rodeos. Entonces, mientras pintamos, los chicos dicen las palabras, y yo hago una lista en el pizarrón. He aquí algunas de ellas.

ALGUNAS PALABRAS DE JERGA
PARA PENE Y TESTÍCULOS

PENE			TESTÍCULOS	
arma	bicho	cacao	bolas	bolsas
camote	cipote	chile	buche	cojones
chivo	guaba	machete	huevos	maracas
moronga	nabo	pájaro	pelotas	timbales
paloma	pelado	penca		
pincho	pito	plátano		
polla	rábano	riata		
taco	verga	yuca		

Después de enumerarlas en el pizarrón, la clase habla sobre estas palabras. Decidimos cuáles palabras usaríamos con un amigo, con un médico o con nuestra mamá. También hablamos sobre las reacciones de las personas a la jerga. A algunas personas les molestan estas palabras. Se enojan si te oyen usarlas. A ti posiblemente te importe, o quizá no, hacer que la gente se moleste de esta manera. Pero por lo menos debes estar consciente de que para muchas personas estas palabras son ofensivas.

LOS ÓRGANOS SEXUALES FEMENINOS

Cuando todos terminan de colorear los órganos sexuales masculinos, pintan los órganos sexuales femeninos. El órgano sexual en la parte exterior del cuerpo de una mujer se llama la vulva. La vulva tiene varias partes. En la parte superior se encuentra un cojinete de tejido graso que se llama el pubis, monte pubiano o de Venus. En las mujeres adultas, vellos rizados y ásperos cubren el pubis. Le digo a la clase que coloree de rojo el pubis y el vello púbico.

Luego, pasamos a la parte inferior del pubis. Allí se divide en dos dobleces de piel llamados los labios externos. Sugiero puntos azules para los labios externos. Entre los labios externos están los dos labios internos. ¿Qué te parece si los pintas con rayas rojas?

Los labios internos se unen arriba. Los dobleces de piel donde los labios se unen forman algo que parece una capucha. En la figura 2, puedes ver la punta del clítoris que se asoma de esta capucha. El resto del clítoris está debajo de la piel donde no se puede ver. Colorea la punta del clítoris azul.

Directamente debajo del clítoris está el orificio urinario. Por aquí sale la orina del cuerpo de la mujer. Le digo a la clase que le haga un círculo rojo.

Debajo del orificio urinario está la apertura vaginal. Lleva a la vagina, dentro del cuerpo. La vagina conecta la parte exterior del cuerpo con los órganos sexuales dentro del cuerpo de la mujer. Les sugiero que hagan un círculo azul alrededor de la apertura vaginal. (Las personas a menudo usan la palabra "vagina" cuando deberían decir "vulva". La vagina está dentro del cuerpo. "Vulva" es el término correcto para el órgano sexual en la parte exterior del cuerpo femenino.)

Finalmente, llegamos al ano. Coloréalo como gustes.

Mientras coloreamos los órganos genitales femeninos, también hacemos una lista de palabras de jerga para estas partes del cuerpo de la mujer.

ALGUNAS PALABRAS DE JERGA
PARA EL CLÍTORIS, LA VULVA Y VAGINA

EL CLÍTORIS		VULVA Y VAGINA	
campanita	almeja	bollo	bucheta
cresta	cachimba	concha	chicha
chorcha	chucha	felpudo	mazorca
gallo	mono	pájara	papaya
pepa	pupusa	sapo	zorra

Para cuando hemos terminado de colorear los órganos sexuales y hecho las listas de jerga, todos han logrado eliminar la energía nerviosa y vergüenza con la risa. También se han dado una buena idea de dónde están estas partes del cuerpo. Esto ayuda a comprender de dónde vienen los bebés.

EL COITO

El coito entre un hombre y una mujer puede producir un bebé. Cuando un macho y una hembra participan del coito, el pene entra dentro de la vagina. Tan pronto como le digo esto a mi clase, siempre tienen dos preguntas. Primero, quieren saber cómo un pene puede entrar en una vagina.

Comienzo mi respuesta explicando la erección. A veces, el pene se pone tieso y duro, y sobresale del cuerpo a un ángulo. (Ver figura 4.) Esto se llama tener una erección. Los hombres de todas las edades, incluso los bebés, tienen erecciones. Una erección puede suceder cuando un hombre está teniendo sensaciones sexuales como también en otras ocasiones. Durante una erección, el tejido dentro del pene se llena de sangre. Este tejido tiene millones de espacios muy pequeños. Generalmente, esos espacios están vacíos, y el pene está flácido, no erecto. Cuando un hombre tiene una erección, estos espacios se llenan con tanta sangre que el tejido se pone tieso y duro. El pene se hincha, se pone erecto y sobresale del cuerpo. En inglés, a veces le llaman *"boner"* a una erección. El pene se puede poner tan tieso y duro que parece que hay un hueso en él. Pero no es así. Sólo se trata de tejido lleno de sangre.

Si una pareja quiere tener relaciones, se acerca lo suficiente como para que el pene erecto pueda introducirse en la vagina. Presionan su cuerpo contra el de su pareja y se mueven para que el pene entre y salga de la vagina, lo que les produce placer sexual.

Quizá pienses que es difícil que el pene entre en la vagina. Al fin y al cabo, la apertura vaginal no es muy grande. Sin embargo, la apertura vaginal es muy elástica y se puede estirar y alcanzar un tamaño varias veces mayor al normal. De hecho, la apertura vaginal es suficientemente elástica como para que cuando la mujer da a luz, se estire lo suficiente a fin de permitir que salga el bebé.

La vagina es un tubo de músculo suave y flexible. Normalmente, la vagina es como un globo que no se ha inflado. La vagina está desinflada, y sus paredes interiores se están tocando. Cuando el pene erecto se introduce en ella, empuja las paredes vaginales y hace que se separen. Las paredes suaves y flexibles se amoldan alrededor del pene erecto perfectamente. Cuando un hombre está estimulado sexualmente ("excitado"), produce una gota o dos de líquido de la punta del pene erecto. También sale fluido de las paredes de la vagina cuando una mujer está excitada sexualmente. Esta "humedad" ayuda al pene a ingresar a la vagina fácilmente. Una vez que la clase com-

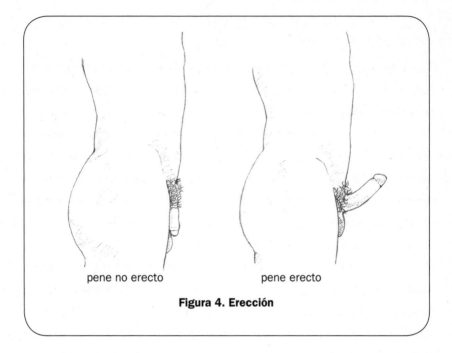

pene no erecto   pene erecto

Figura 4. Erección

prende cómo los hombres y mujeres tienen coito, la siguiente pregunta es por qué.

Las personas tienen relaciones sexuales por muchas razones. Es una manera especial de acercarse a otra persona. También puede producir una sensación muy agradable. A algunos muchachos en mi clase les cuesta creerlo. Pero los órganos sexuales tienen muchas terminaciones nerviosas. Estas terminaciones envían mensajes a los centros de placer del cerebro. Acariciar estas partes del cuerpo o frotarlas de la manera correcta puede producirnos una sensación agradable en todo el cuerpo. Otra razón por la cual los hombres y mujeres participan del coito es para tener bebés o reproducirse. Pero no siempre que un hombre y una mujer realizan el coito comienza a crecer un bebé; sólo a veces.

LA REPRODUCCIÓN

Para que un hombre y una mujer se reproduzcan, un óvulo de ésta y un espermatozoide de éste deben unirse. Esto puede suceder como resultado del coito.

A veces se denomina al óvulo de la mujer el "huevo" y al esperma del hombre, su "semilla". Estos términos confunden a los muchachos y muchachas en mi clase. En su mente, una semilla es lo que plantamos en la tierra al sembrar flores o vegetales. Y huevos son lo que ponen las gallinas. Pero los óvulos y espermatozoides no son este tipo de huevos y semillas.

Para comenzar, un óvulo es mucho más pequeño que los huevos que cocinamos para el desayuno. De hecho, es más pequeño que el punto más pequeño que puedes dibujar con la punta del lápiz más afilado. Un espermatozoide es incluso más pequeño. Una forma de ver las cosas es que el espermatozoide es la mitad de la semilla y el óvulo la otra mitad. Cuando estas dos mitades se unen, comienza a crecer un bebé humano. En realidad, los espermatozoides y óvulos son células. El cuerpo está compuesto por miles de miles de millones de células. Hay muchos tipos distintos de células. Pero los óvulos y espermatozoides son el único tipo de células que pueden unirse para crear una sola célula. De esta célula, crece un bebé.

La esperma y eyaculación

Los espermatozoides se producen en los testículos, los dos órganos en forma de huevos dentro del escroto. Están almacenados en tubos huecos llamados conductos espermáticos. Los testículos de un muchacho comienzan a producir espermatozoides durante la pubertad.

Generalmente continúan produciendo espermatozoides nuevos todos los días durante el resto de su vida.

Cuando un hombre tiene relaciones sexuales, es posible que eyacule. Durante la eyaculación, los músculos en los órganos sexuales se contraen. Estas contracciones impulsan espermatozoides a la parte principal del cuerpo. Allí, se mezclan con líquidos. Esta mezcla es un líquido blanco y cremoso que se llama semen o esperma. Las contracciones musculares bombean semen por la uretra, el conducto hueco a lo largo del pene. El semen luego sale en un chorro de la apertura en la punta del pene. (Ver figura 5.)

En promedio, menos de una cucharadita de semen sale del pene durante una eyaculación. Esta pequeña cantidad de semen contiene ¡millones de espermatozoides! Durante las relaciones sexuales, un hombre puede eyacular de 300 millones a 500 millones de espermatozoides en la vagina de la mujer. Algunos de estos espermatozoides

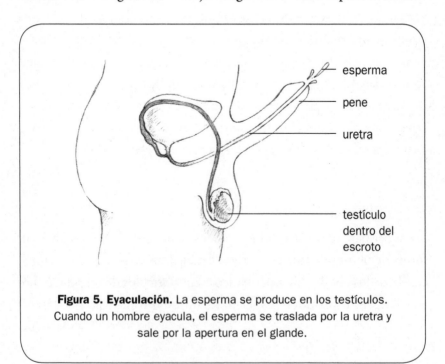

esperma

pene

uretra

testículo dentro del escroto

Figura 5. Eyaculación. La esperma se produce en los testículos. Cuando un hombre eyacula, el esperma se traslada por la uretra y sale por la apertura en el glande.

llegan a la parte superior de la vagina. Allí, entran a un pequeño túnel que los lleva dentro del útero o vientre. (Ver figura 6.) El útero o matriz es el lugar dentro del cuerpo de una mujer en el que se desarrolla un bebé.

Algunos de los espermatozoides luego se abren paso a la parte superior del útero y a uno de los dos conductos uterinos. Muchos espermatozoides nunca llegan hasta el útero. Se pierden en la vagina. Otros espermatozoides se pierden en el útero. Los espermatozoides que se pierden y no llegan a su destino terminan disolviéndose en el cuerpo de la mujer.

De los millones de espermatozoides eyaculados dentro de la vagina, sólo unos cuantos llegan a la parte superior del útero y de allí a los conductos uterinos o trompas de Falopio. Éstos son dos tubos que se conectan a la parte superior del útero en ambos lados. Aquí, dentro de uno de estos tubos, la esperma puede encontrar un óvulo y unirse a él.

Los óvulos y la ovulación

Las muchachas nacen con cientos de miles de óvulos. Los óvulos están almacenados en dos órganos llamados ovarios. Los óvulos de una muchacha joven no están maduros. El primer óvulo no madura hasta bien comenzada la pubertad.

Una mujer adulta generalmente produce un óvulo maduro de uno de sus ovarios aproximadamente una vez al mes. Cuando ha madurado del todo, el óvulo sale del ovario. La liberación del óvulo maduro del ovario se llama ovulación. (Ver figura 7.)

Después de ser liberado del ovario, el óvulo ingresa a una de las trompas de Falopio. El extremo superior de la trompa de Falopio se expande y forma un puente para llevar el óvulo al tubo. Los vellos finos dentro de la trompa se ondean de un lado a otro. Lentamente, su suave ondeo ayuda a movilizar al óvulo por el conducto.

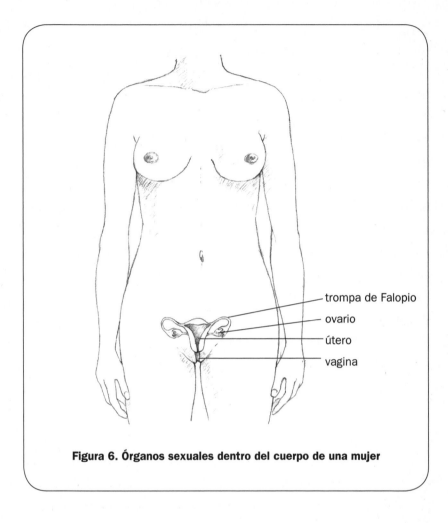

trompa de Falopio

ovario

útero

vagina

Figura 6. Órganos sexuales dentro del cuerpo de una mujer

La fertilización, el embarazo y el parto

A medida que el óvulo se traslada por el conducto, es posible que se tope con espermatozoides. Si es así, un espermatozoide puede ingresar al óvulo. Esta unión entre un óvulo y un espermatozoide se llama fertilización.

El óvulo puede ser fertilizado por un espermatozoide sólo en las veinticuatro horas siguientes a su salida del ovario. Pero los espermatozoides pueden permanecer vivos dentro del cuerpo de la mujer hasta cinco días. Esto significa que la fertilización es posible si un hombre y

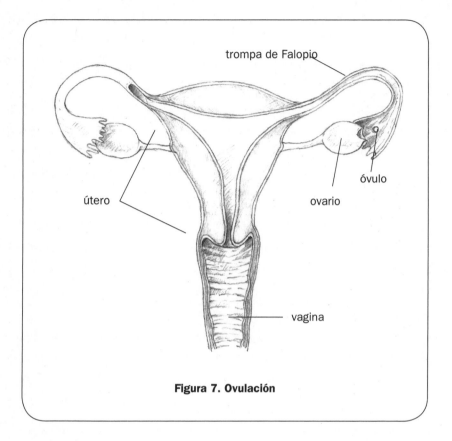

Figura 7. Ovulación

una mujer tienen relaciones sexuales el día de la ovulación o cualquiera de los cinco días antes de la ovulación. La mayoría de las veces, el óvulo pasa por la trompa de Falopio hasta el útero sin toparse con un espermatozoide. Unos cuantos días después de que llega al útero, el óvulo no fertilizado se desintegra. Si el óvulo ha sido fertilizado, no se desintegra. Una vez que entra al útero, se implanta allí y, durante los nueves meses siguientes, crece y pasa a ser un bebé.

El útero es un órgano hueco. En una mujer adulta, el útero normalmente es del tamaño de una pera. Pero las paredes gruesas y musculosas del útero son muy elásticas. Esto permite que el útero se expanda durante embarazo. (Ver figura 8.)

Cuando un bebé está listo para nacer, el útero de la madre comienza a contraerse. El pequeño túnel que conecta el útero a la

MELLIZOS, GEMELOS UNIDOS, TRILLIZOS...

Apenas explico la fertilización, se alzan varias manos en el aula.

"¿Qué pasa si más de un espermatozoide fertiliza al óvulo? ¿Qué pasa si la mujer tiene mellizos?"

Explico que solamente es posible que un solo espermatozoide ingrese al óvulo y lo fertilice. En el instante que un espermatozoide comienza a entrar, el óvulo pasa por cambios químicos. Estos cambios hacen que sea imposible que otro espermatozoide ingrese.

Pero por lo general, ése es apenas el inicio de las preguntas. Aunque sería necesario otro libro para responder a todas las preguntas, he aquí ciertos datos básicos para ayudar a satisfacer tu curiosidad.

• Los mellizos son uno de tres tipos de gemelos. (Ver figura 9.) Los mellizos se producen cuando hay dos óvulos, cada uno fertilizado por un espermatozoide diferente. Generalmente el ovario de la mujer sólo produce un óvulo maduro a la vez, pero de vez en cuando, el ovario produce dos óvulos maduros al mismo tiempo. Cada uno de estos óvulos puede entonces ser fertilizado por un espermatozoide diferente. Si ambos óvulos fertilizados se implantan en la pared interior del útero, la mujer quedará embarazada con mellizos. Éstos posiblemente no se parezcan. Es posible que incluso no sean del mismo sexo.

• Los gemelos idénticos se desarrollan de un solo óvulo fertilizado que se divide en dos. (Ver figura 10.) La división sucede poco después de la fertilización. Nadie sabe el motivo. Debido a que los mellizos idénticos provienen del mismo óvulo y espermatozoide, se parecen físicamente. Siempre son del mismo sexo.

• Cuando nacen mellizos o gemelos, primero sale un bebé. El otro bebé generalmente sale a los pocos minutos. A veces pasa más tiempo antes de que el segundo mellizo nazca. Incluso ha habido casos en los que pasa todo un día entre el nacimiento del primer o segundo gemelo.

• Es posible que una mujer dé a luz a mellizos que tienen padres diferentes. Para que esto suceda, la mujer debe tener relaciones con dos hombres diferentes alrededor del tiempo en que ovule.

• Los gemelos unidos o siameses son gemelos idénticos que al nacer están unidos uno al cuerpo del otro de alguna manera. Por algún motivo que se desconoce, el óvulo fertilizado no se divide del todo. Los bebés se desarrollan con partes del cuerpo unidas.

Los gemelos idénticos son poco comunes. Los gemelos unidos son mucho menos comunes. Los siameses pueden estar unidos de una variedad de maneras. Si están unidos por los pies, hombros o brazos, una operación puede separar a los bebés. En otros casos, es más difícil separarlos. Quizá estén unidos de tal manera que separarlos le causaría la muerte a uno o ambos. Por ejemplo, es posible que sus cuerpos estén unidos en el pecho y compartan un corazón. Algunos padres deciden hacer la cirugía incluso si es posible que un bebé muera. Otros padres deciden no hacer la operación. Si no los separan, los siameses pueden vivir unidos toda la vida.

• Los trillizos (tres bebés), cuatrillizos (cuatro), quintillizos (cinco), sextillizos (seis), septillizos (siete) y octillizos (ocho) se presentan con incluso menos frecuencia que los gemelos. Cuando más de tres bebés nacen a la vez, las probabilidades de que sobrevivan es baja. Debido a que hay tantos de ellos, son mucho más pequeños que los bebés regulares y nacen antes de desarrollarse plenamente. Hasta donde sabemos, el mayor número de bebés que han nacido a la vez es doce. Pero algunos de ellos murieron. Hubo un caso en Iowa en el que una mujer dio a luz a siete bebés, todos los cuales sobrevivieron. Al poco tiempo, una pareja en Texas tuvo ocho bebés vivos, pero uno de ellos falleció poco después de nacer.

Las mujeres que dan a luz a más de dos bebés a la vez generalmente están tomando medicamentos especiales para salir embarazadas. Debido a que estas mujeres han tenido problemas para salir embarazadas en el pasado, sus médicos hacen que tomen medicamentos para estimular los ovarios. Pero dichos medicamentos a menudo estimulan los ovarios demasiado, por lo que se liberan varios óvulos maduros a la vez.

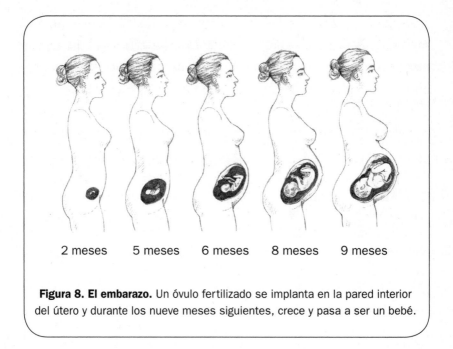

2 meses 5 meses 6 meses 8 meses 9 meses

Figura 8. El embarazo. Un óvulo fertilizado se implanta en la pared interior del útero y durante los nueve meses siguientes, crece y pasa a ser un bebé.

vagina se ensancha. Fuertes contracciones expulsan al bebé del útero a la vagina. Las contracciones continúan. El bebé es empujado por la vagina, luego por la apertura vaginal y al mundo. ¡Hola, bebé!

TODO LO QUE QUERÍAS SABER...

Si eres como los muchachos en nuestras clases y talleres, tienes muchas preguntas sobre lo que le pasa a tu cuerpo. No siempre es fácil hacer estas preguntas. Quizá nos sintamos demasiado avergonzados. Quizá pensemos que nuestras preguntas son muy tontas. Quizá temamos que otros ya sepan la respuesta. Quizá se rían de nosotros. Quizá piensen que somos tontos o que no estamos "al día".

Si alguna vez has sentido esto, no eres el único. En mis clases, jugamos algo llamado "Todo lo que siempre quisiste saber sobre la pubertad y el sexo pero temías preguntar". Distribuimos trozos de papel al comienzo de la clase. Los muchachos escriben sus preguntas y ponen los trozos de papel en una caja especial. No tienen que firmarlos. Yo soy la única que puede ver los trozos de papel. La caja se cierra bajo llave y permanece en el aula. Los muchachos escriben preguntas en cualquier momento y las ponen en la caja. Al final de la clase abro la caja de preguntas. Leo las preguntas en voz alta y hago lo posible por contestarlas. Si no sé la respuesta, lo digo. Luego me aseguro de tratar de encontrar la respuesta antes de la clase siguiente.

Éstas son algunas de las preguntas de nuestra caja de preguntas:

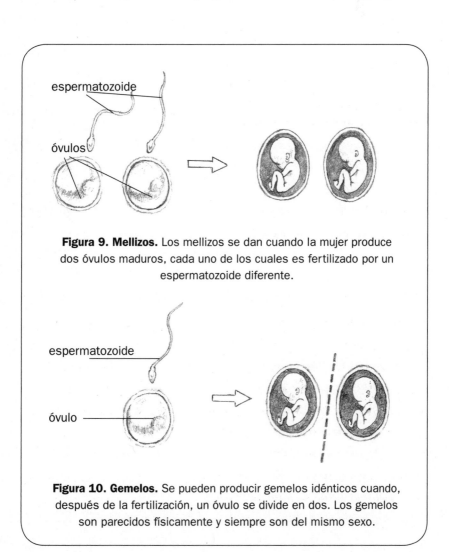

Figura 9. Mellizos. Los mellizos se dan cuando la mujer produce dos óvulos maduros, cada uno de los cuales es fertilizado por un espermatozoide diferente.

Figura 10. Gemelos. Se pueden producir gemelos idénticos cuando, después de la fertilización, un óvulo se divide en dos. Los gemelos son parecidos físicamente y siempre son del mismo sexo.

¿Qué tamaño tiene el pene más largo del mundo? ¿Un pene puede ser demasiado pequeño?

¿Cuándo me va a salir barba y voy a comenzar a parecerme a mi papá?

¿Por qué a veces tengo una erección cuando ni siquiera estoy pensando en el sexo?

Tengo una línea en la parte posterior de los huevos. ¿Es normal?

¿Es malo que uno de los testículos sea más bajo que el otro?

¿Qué estatura tendré?

¿Hay forma de hacer que el pene te crezca más?

¿En qué sentido debe curvarse el pene cuando está erecto?

¿Qué edad debes tener para tener un sueño húmedo?

No tengo muchos vellos en los huevos. ¿Algo anda mal?

¿Le pueden salir senos a un chico?

¿Hay algún problema con masturbarse?

¿Qué pasa si me masturbo y sólo me sale un líquido transparente?

Tengo bultitos blancos en el pene. ¿Quiere decir que tengo algún tipo de enfermedad?

Tengo los huevos inmensos pero el pene enano. ¿Qué me está pasando?

¿Cuál es el mejor producto para los granos?

Me duele el pene y me ha estado saliendo algo blanco que parece leche. ¿Qué me está pasando?

¿Cuál es la edad correcta para el comienzo de la pubertad?

¿Cómo puedes saber si eres gay?

Si eyaculas con demasiada frecuencia, ¿te puede hacer daño? ¿Se te puede acabar la esperma?

¿Es verdad que las chicas sangran una vez al mes después de pasar por la pubertad?

¿Cuánto tarda la pubertad?

Si te gusta una chica, ¿qué debes hacer para gustarle?

LA LECTURA DE ESTE LIBRO

Este libro responde a éstas y otras preguntas de la caja de preguntas de nuestra clase, nuestros talleres y nuestros lectores. Quizá quieras leer este libro con tus padres, con un amigo o solo. Quizá quieras leerlo de un tirón, de comienzo a fin. O quizá te saltes páginas y leas un capítulo por aquí y otro por allá. Tú decides cómo leer este libro, y esperamos que lo disfrutes. También esperamos que aprendas tanto al leerlo como nosotras aprendimos al escribirlo.

2.

CAMBIOS INICIALES Y LAS ETAPAS DE LA PUBERTAD

Uno de mis pasatiempos es cultivar hortalizas. Me gusta hacerme la idea de que me ahorra mucho dinero. Lo cierto es que gasto una pequeña fortuna en libros de jardinería, fertilizante y malla para evitar que los pájaros se lo coman todo. A fin de cuentas, cada libra de vegetales de mi jardín termina costándome aproximadamente cincuenta dólares.

Quizá te estés preguntando qué tiene que ver mi huerto con los muchachos y la pubertad. La respuesta es nada en absoluto. Excepto lo siguiente: cada una de las plantas de mi huerto crece a su manera y a su ritmo. Puedo sacar dos semillas del mismo sobre y plantarlas una al lado de la otra. Riego ambas con la misma cantidad de agua. Ambas reciben

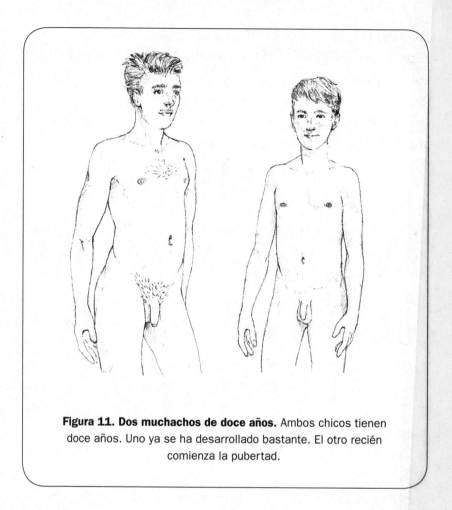

Figura 11. Dos muchachos de doce años. Ambos chicos tienen doce años. Uno ya se ha desarrollado bastante. El otro recién comienza la pubertad.

la misma cantidad de sol. Sin embargo, una plantita sale de la tierra y tiene de tres a o cuatro pulgadas de alto antes de que la otra siquiera ve la luz. Los muchachos también crecen a su manera y a su ritmo.

Mira a los muchachos en la figura 11. Los dos tienen doce años. Ambos son completamente saludables, normales y regulares en todos sus aspectos. En uno de los muchachos, la pubertad está muy avanzada. Le han comenzado a crecer y desarrollar los órganos sexuales, y tiene mucho vello púbico. Este chico ya es bastante alto y ha desarrollado músculos más voluminosos, como también vellos faciales y en otras partes del cuerpo. El otro muchacho no se ha desarrollado mucho. Recién está pasando a la pubertad. Estos dos muchachos tienen un ritmo diferente y están en etapas diferentes de desarrollo. Pero ambos muchachos están desarrollándose normalmente, a la edad y en el momento correcto para su propio cuerpo.

INICIO TEMPRANO, INICIO TARDÍO

La pubertad se inicia a diferentes edades en diferentes muchachos. Algunos chicos comienzan a desarrollarse cuando apenas tienen nueve años. Otros no comienzan hasta que tienen catorce o incluso quince años.

¿Por qué algunos muchachos comienzan temprano, de más chicos, mientras que otros no lo hacen hasta que son mayores? Aún se desconoce la respuesta completa a esta pregunta, pero parte de ella tiene que ver con el origen de la familia del chico. Los muchachos tienden a repetir lo que pasó con sus papás y los hombres en la familia paterna. Si tu papá y los varones en su familia iniciaron la pubertad a una edad temprana, probablemente te pase lo mismo. Si comenzaron tarde, es probable que tú seas igual.

Ésta no es una norma rígida. Un muchacho puede diferir de su padre y los varones en su familia. Por ejemplo, un chico de una familia con parientes que empezaron tarde la pubertad puede hacerlo a una edad promedio o incluso antes. Además, es posible que no exista un patrón común entre tus familiares. Es posible que entre ellos haya una combinación de personas que empezaron a la edad promedio, temprano o tarde. Pero los varones de la misma familia a menudo se parecen en este sentido, por lo que vale la pena preguntarles a tus parientes cuándo comenzaron a desarrollarse.

DESARROLLO RÁPIDO, DESARROLLO LENTO

De regreso a mi huerto… Las primeras plantitas en salir siempre son un poco más grandes que las otras plantitas. Pasan rápidamente a ser plantas adultas. Mucha gente da por sentado que lo mismo pasa con los muchachos que pasan por la pubertad. Piensan que los muchachos que comienzan temprano se desarrollan más rápido que los demás chicos. Pero ése no siempre es el caso.

Algunos chicos que comienzan a desarrollarse temprano lo hacen muy rápidamente. Inician la pubertad a una edad temprana y rápidamente pasan a tener un cuerpo maduro y de adulto. Otros muchachos con inicio temprano se desarrollan a una velocidad promedio, y otros lo hacen lentamente. Lo mismo pasa con los muchachos que comienzan tarde y los que lo hacen a la edad promedio. La edad a la que un muchacho pasa a la pubertad no indica cuán rápido (o lentamente) se desarrollará.

En la mayoría de los muchachos, la pubertad dura tres o cuatro años. Pero a algunos muchachos les toma cinco años o más madurar, mientras que otros tardan menos de dos años. Nuevamente, el tiempo que le toma a un chico pasar por la pubertad *no está relacionado con la edad en que comienza*.

LOS PRIMEROS CAMBIOS

Para la mayoría de los muchachos, el primer indicio externo de la pubertad es cuando los testículos y escroto comienzan a crecer. Durante la infancia, los órganos sexuales no crecen mucho. Durante la pubertad, los órganos sexuales pasan por un periodo de crecimiento acelerado. Comienzan a crecer a un ritmo mucho más acelerado que durante la infancia.

El escroto y los testículos son los primeros en comenzar a desarrollarse. Los testículos crecen. El escroto se alarga y los testículos cuelgan. La piel del escroto se enrojece u oscurece. También se vuelve más delgada y menos apretada alrededor del escroto. Después, el pene comienza a desarrollarse: se hace más largo y luego más ancho. En algún momento, comienzan a salir vellos púbicos en los órganos genitales.

Aunque el crecimiento de los testículos y escroto generalmente es el primer cambio de la pubertad, muchos chicos no notan este cambio. Los testículos son bastante pequeños antes de la pubertad. Incluso cuando comienzan a crecer, siguen siendo bastante pequeños en un principio. Es difícil darse cuenta si los testículos te han comenzado a crecer. Es útil entender cómo los médicos miden el tamaño de los testículos para determinar si los testículos te han comenzado a crecer.

Medición del tamaño de los testículos

Los médicos miden el tamaño de los testículos con una herramienta llamada *orquidómetro*. Es un conjunto de óvalos de madera o plástico con forma de huevo. Los óvalos están en orden de tamaño. La figura 12 muestra un orquidómetro de tamaño real.

El médico sujeta el orquidómetro en una mano y el testículo del paciente en la otra. El médico pasa los óvalos por una mano, comparando su tamaño al del testículo en la otra mano. El médico determina el tamaño del testículo al escoger el óvalo que se aproxima más al tamaño del testículo y leer el número impreso en los óvalos.

El número en los óvalos indica su tamaño en términos de volumen (cuánto contenido cabe en él). El volumen se mide en milímetros (abreviatura, ml). Los óvalos que están marcados con 1 tienen un volumen de 1 ml. Esto es aproximadamente la quinta parte de una cucharadita. El óvalo más grande, el que está marcado con 25, tiene un volumen de 25 ml. Esto equivale a aproximadamente 5 cucharaditas.

Probablemente no tengas un orquidómetro a mano en casa, pero puedes darte una idea del tamaño de tus testículos al compararlos con

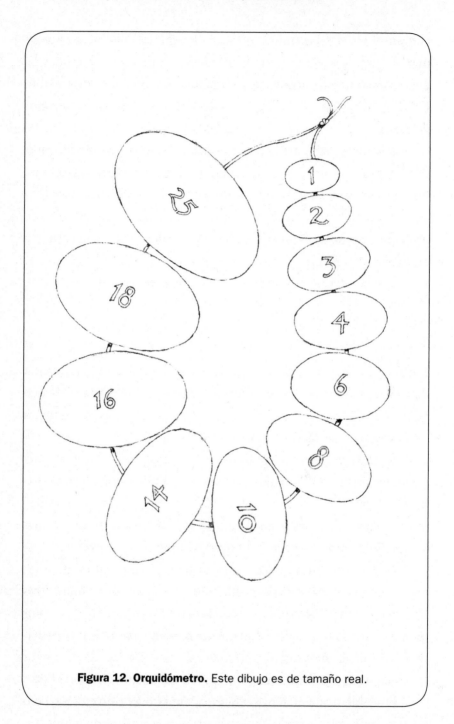

Figura 12. Orquidómetro. Este dibujo es de tamaño real.

el dibujo del orquidómetro en este libro. ¿Cuáles óvalos se parecen más?

Determina el tamaño de cada testículo. No te preocupes si uno es más grande que el otro. Esto es perfectamente normal. En los hombres adultos, el testículo derecho generalmente es más grande que el izquierdo (pero no siempre). Sin embargo, el testículo izquierdo generalmente cuelga más. Si tienes testículos de 4 ml o más, es un indicio bastante bueno de que has empezado la pubertad. Si tienes testículos de 3 ml o menos, probablemente no has empezado la pubertad.

Vello púbico

Durante la pubertad también te comienza a crecer vello púbico. A menudo, éste es el primer cambio que notan los muchachos. Como dijimos, el crecimiento de los testículos sucede primero, pero como también hemos dicho, puede ser difícil detectar el crecimiento de los testículos. A algunos muchachos les comienzan a salir vellos púbicos aproximadamente al mismo tiempo que les comienzan a crecer los testículos. A otros muchachos no les sale vello púbico hasta después de que los testículos les han comenzado a crecer.

Los primeros vellos púbicos generalmente no son muy oscuros ni rizados. No hay muchos de ellos. Los primeros pelitos generalmente comienzan a crecer donde el pene se une al cuerpo. A medida que la pubertad continúa, los vellos púbicos se ponen más oscuros y rizados. También hay más de ellos. Crecen encima del pene, en la parte baja del abdomen (barriga) y van creciendo hacia los muslos. También pueden crecer en el escroto o cerca del ano. En los hombres adultos, los vellos púbicos crecen en triángulo en la parte baja del vientre. También crecen hacia el ombligo y los muslos.

Los vellos púbicos generalmente son del mismo color que el pelo que tienes en la cabeza, pero pueden ser más rubios o más oscuros. La cantidad de vello púbico depende del origen étnico, racial y familiar. Por ejemplo, en comparación a los europeos o africanos, los chinos y japoneses usualmente tienen menos vello púbico y les sale en etapas posteriores de la pubertad.

CUELGAN PARA REFRESCARSE

¿Alguna vez te has preguntado por qué te cuelgan el escroto y los testículos, afuera y lejos de la parte principal del cuerpo? Un muchacho en mi clase planteó la pregunta de la siguiente manera:

> ¿Por qué cuelgan así tan abajo, dónde pueden sufrir golpes y accidentes? ¿Por qué no están metidos dentro del cuerpo donde estarían seguros?
>
> —ANDRÉS, 11 AÑOS

Es una buena pregunta, y tiene una buena respuesta. Los espermatozoides, las células reproductivas masculinas, se producen en los testículos. Para producir espermatozoides, los testículos deben estar a la temperatura correcta. Esta temperatura debe ser un poco más baja que la temperatura normal del cuerpo. Dentro del cuerpo, la temperatura es demasiado alta para que los testículos puedan producir espermatozoides. Más bien, cuelgan en el escroto, lejos del cuerpo, donde es más baja. El aire circula alrededor del escroto, lo que ayuda a enfriar los testículos.

El escroto hace lo posible por mantener los testículos a la temperatura adecuada. Cuando hace frío o cuando te tiras a una piscina fría, el escroto se retrae. Esto acerca los testículos al cuerpo para darles más calor. Cuando el clima es cálido, después de bañarte o cuando tienes fiebre, el escroto se relaja y cuelga más. Los testículos están más lejos del cuerpo para permanecer más frescos.

Algunos de los muchachos y hombres con los que hablamos se preocuparon un poco cuando les comenzó a salir vello púbico. Esto es lo que algunos de ellos dijeron:

Parecía como que me estaban saliendo un montón de granos en la piel alrededor del pene.

—JAIME, 16 AÑOS

Me salieron bultitos y pensé que tenía algún tipo de enfermedad.

—FELIPE, 24 AÑOS

Primero te salen estas manchitas blancas, como elevadas. No quería ni mencionarlo. Simplemente esperé. Luego noté que me estaba saliendo como una pelusa.

—BENITO, 17 AÑOS

Cuando el vello púbico comienza a salir, a menudo salen bultitos en la superficie de la piel. Pueden parecer granos. Estos bultos los causan vellitos púbicos que tratan de atravesar la piel. Pronto, comienzan a aparecer pelitos en la superficie de los bultitos. Si no sabes qué está sucediendo, puede que te preocupes. Pero es un aspecto perfectamente normal del crecimiento. No hay necesidad de preocuparse.

Quizá notes que tienes otros bultitos o puntitos en la piel del pene y escroto, en los que no salen pelitos. Son glándulas sebáceas, que producen pequeñas cantidades de grasa, y glándulas sudoríparas, que producen traspiración. También es posible que notes que la piel en esta zona parece ser más húmeda o huele un poquito diferente. Las glándulas sebáceas y sudoríparas que se activan durante la pubertad causan estos cambios. Son un aspecto normal y natural del crecimiento, otra señal de que estás pasando a ser hombre.

ETAPAS DE LA PUBERTAD

Los médicos dividen el crecimiento y desarrollo de los órganos genitales en cinco etapas. Estas etapas se muestran en la figura 13. Los médicos también dividen el crecimiento del vello púbico en cinco etapas. La figura 14 muestra las etapas del crecimiento del vello púbico. Lee las descripciones de estas etapas en esta sección. Luego compara tu cuerpo con los dibujos de estas etapas. ¿En qué etapa estás?

De paso, las etapas por las que pasan los genitales y el vello púbico no siempre son iguales. Es posible que estés en una etapa del desarrollo de los genitales y en una etapa diferente de crecimiento de vello púbico. Por ejemplo, es posible que estés en la etapa 2 del desarrollo de los genitales y la etapa 1 del crecimiento de vello púbico. O sea que no te preocupes si las etapas por las que pasan tus genitales y vello púbico no son las mismas. ¡Es perfectamente normal!

Cuando los órganos genitales y el vello púbico están en etapas diferentes, el crecimiento del vello púbico generalmente, pero no siempre, se retrasa más que el desarrollo genital. En otras palabras, es más probable que un muchacho esté en la etapa 3 de los órganos genitales y la etapa 2 de vello púbico, y no lo contrario.

Cuando estas etapas no son iguales, generalmente no hay una gran diferencia entre los dos tipos de desarrollo. Generalmente, no hay más de dos etapas de atraso entre el vello púbico y el crecimiento de los órganos genitales. Pero no siempre es el caso. A veces un tipo de desarrollo es bastante más lento que el otro. Por ejemplo, a veces un muchacho está en la etapa 4 del desarrollo de los genitales antes de que le salga su primer vello púbico. Esto también es perfectamente normal.

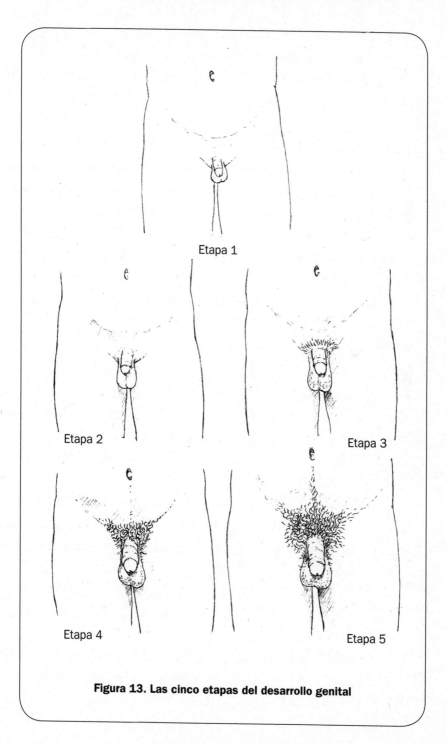

Figura 13. Las cinco etapas del desarrollo genital

Las cinco etapas del crecimiento y desarrollo genital

Las cinco etapas del crecimiento y desarrollo de los órganos genitales se muestran en la figura 13 y se describen a continuación.

Etapa 1: Niñez

La etapa 1 es la infancia, antes del inicio de la pubertad. Los órganos sexuales no cambian mucho durante esta etapa. A medida que el resto del cuerpo crece, el pene, escroto y los testículos también crecen un poco más, pero no mucho. El crecimiento que sí se da es muy lento. Los testículos generalmente tienen menos de 3 ml de tamaño.

Aún no tienes vello púbico. A los muchachos generalmente no les sale vello púbico hasta la etapa 2 o más adelante.

Etapa 2: Crecimiento de los testículos y el escroto

La etapa 2 es el comienzo de la pubertad. Un muchacho alcanza la etapa 2 cuando los testículos y escroto le comienzan a crecer. Durante la infancia, estos órganos sexuales crecen muy lentamente. Cuando llega la pubertad, comienzan a crecer mucho más rápido. Si tus testículos tienen 4 ml o más, probablemente hayas alcanzado la etapa 2 y pasado a la pubertad.

El pene en sí no crece mucho en esta etapa. El mayor cambio es el tamaño de los testículos y escroto. A medida que los testículos crecen, el escroto se alarga. Los testículos y escroto cuelgan más. La piel del escroto se vuelve más delgada y suelta. El escroto es más abolsado y arrugado. Los testículos ya no llenan el saco del escroto. La piel del escroto cambia al tacto. El color también cambia. La piel del escroto se vuelve más roja u oscura.

A la mayoría de los muchachos les salen los primeros vellos púbicos en esta etapa. Pero muchos chicos no desarrollan los primeros vellos púbicos hasta la etapa 3 o después.

Los muchachos usualmente llegan a la etapa 2 cuando tienen diez a doce años, pero hay muchos chicos que comienzan esta etapa apenas a los nueve años. También hay muchos que no comienzan hasta los trece o casi catorce. Además, hay ciertos muchachos perfectamente normales y saludables que entran en la etapa 2 incluso antes de los ocho años o después de los catorce.

Esta etapa puede durar desde apenas unos meses hasta más de dos años. En promedio, dura aproximadamente un año.

Etapa 3: La longitud del pene aumenta

La etapa 3 se inicia cuando el pene comienza a crecer. No se engrosa mucho en esta etapa. El mayor cambio es en la longitud del pene.

La piel del pene y escroto continúa oscureciéndose en esta etapa. El escroto y los testículos también continúan creciendo durante esta etapa.

Si no te comenzó a salir vello púbico durante la etapa 2, puede que notes tus primeros vellos púbicos durante esta etapa. Si ya tienes vello púbico, es posible que se oscurezca y se ponga más rizado durante esta etapa. La mayoría de los muchachos alcanza esta etapa entre los diez y catorce años. La edad promedio para iniciar la etapa 4 es de doce o trece. Esta etapa generalmente dura entre un par de meses y año y medio.

Etapa 4: El grosor del pene aumenta

En la etapa 4, el pene se engrosa y el glande se desarrolla más. El pene también continúa creciendo de largo, pero los principales cambios se aprecian en el grosor y en el glande. La piel del escroto y pene continúa oscureciéndose. Los testículos continúan creciendo, y el escroto cuelga más. En la mayoría de los casos, los muchachos tienen vello púbico cuando inician la etapa 4. Pero hay algunos a los que no les sale vello púbico hasta que llegan a esta etapa.

Los muchachos típicamente inician la etapa 4 cuando tienen trece o catorce años. Pero muchos de los chicos tienen sólo once o doce cuando inician esta etapa. También hay muchos que alcanzan esta etapa recién a los quince, dieciséis o diecisiete. Nuevamente, hay algunos chicos perfectamente saludables y normales que se desarrollan antes o después. Esta etapa generalmente dura entre seis meses y dos años.

Etapa 5: Etapa adulta

Ésta es la etapa final y madura. Los testículos han terminado de crecer. Generalmente tienen 1 ¾ pulgadas de largo y entre 14 y 27 ml de volumen. El escroto también está plenamente desarrollado. La piel del escroto y pene se han oscurecido incluso más.

El pene ahora está plenamente desarrollado. Como con otras partes del cuerpo, el tamaño del pene varía de una persona a otra. Hablaremos más sobre el tamaño del pene en el capítulo 3.

Los muchachos típicamente llegan a la etapa 5 cuando tienen entre catorce y dieciséis años. Pero algunos chicos entran en esta etapa cuando tienen apenas doce o trece, y otros no lo hacen hasta después de los dieciséis. Como con las otras etapas, algunos muchachos normales lo hacen antes o después.

Cinco etapas del crecimiento del vello púbico

Como hemos dicho, los médicos dividen el crecimiento del vello púbico en cinco etapas. Las etapas se muestran en la figura 14 y se describen abajo.

Etapa 1: Niñez

Ésta es la niñez o la etapa previa a la pubertad. No hay vellos púbicos. Quizá tengas un poco de vellos en la parte baja del vientre y alrededor de los órganos genitales en esta etapa. Si es así, se trata de pelo del-

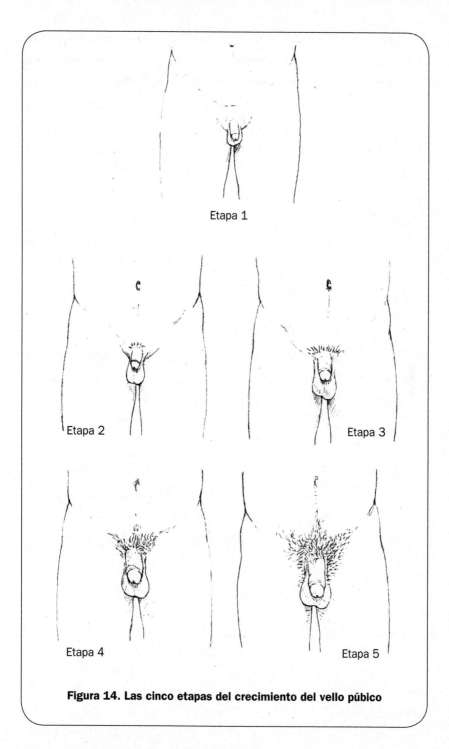

Figura 14. Las cinco etapas del crecimiento del vello púbico

gado y suave como la pelusa de un durazno que crece en el vientre y otras partes del cuerpo. Estos vellos de la niñez son cortos, finos y suaves. Son de color claro y no son vellos púbicos.

Etapa 2: Aparecen los primeros vellos púbicos

Esta etapa comienza cuando aparecen los primeros vellos púbicos. Los primeros pelos son lacios o un poco rizados. Tienen un poco de color, pero no mucho. Son más largos que los vellos de la niñez vistos en la etapa 1. Estos primeros vellos generalmente crecen alrededor de la base del pene. Posiblemente haya pocos. Quizá sea necesario que los mires muy de cerca para poder verlos. Mira donde el pene se une al cuerpo.

Etapa 3: El crecimiento continúa

En esta etapa, los vellos púbicos son más rizados, gruesos y oscuros. Cubren un área más extensa y hay más de ellos, pero todavía no muchos. El crecimiento de vellos puede llegar al escroto.

Etapa 4: Casi un adulto

Los vellos púbicos ahora son más oscuros, rizados y ásperos, como el vello púbico adulto. Hay muchos vellos más que en la etapa 3. El crecimiento de pelos puede ser en forma de triángulo, pero no se extiende a los muslos. No cubre un área tan extensa como lo hará en la etapa 5.

Etapa 5: Etapa adulta

Ésta es la etapa adulta. El vello púbico es áspero y rizado. Ahora llega al borde del muslo en ambos lados. Generalmente crece en forma triangular, hasta el ombligo y los muslos.

Algunos muchachos —en particular, los chinos y otros asiáticos— no desarrollan vello púbico después de la etapa 3 ó 4. Para ellos, éstas son la etapa adulta del desarrollo.

OPINIONES SOBRE LA PUBERTAD

Los chicos en mis clases de segundo y tercer grado generalmente aún no han comenzado la pubertad. Por lo general, la idea les entusiasma, y no ven la hora de entrar en la pubertad. Pero no todos sienten lo mismo. Un niño de tercer grado lo puso así:

> ¡Aj! ¡No quiero que el pene me crezca y se ponga peludo y feo!
>
> —JOAQUÍN, 8 AÑOS

En mis clases para muchachos mayores, gran parte de ellos han comenzado la pubertad o lo harán pronto. Como a los chicos menores, en general, les emociona el asunto. Les complace y enorgullece cuando notan que el cuerpo les está comenzando a cambiar. Como dijo un muchacho:

> Es una sensación de "¡Yupi, por fin estoy creciendo!".
>
> —JOSÉ, 12 AÑOS

Los muchachos mayores generalmente tienen otros sentimientos, además de emoción y orgullo. Esto es totalmente normal. Casi todos tienen dudas. Un muchacho las expresó así:

> Me estaba bañando… y noté que tenía unos cuantos vellos púbicos. Supongo que me habían estado creciendo el pene y las pelotas por un tiempo… Realmente me di cuenta de que estaba cambiando. Sentí que había crecido y realmente estaba feliz al respecto. Luego, dos segundos más tarde, me dio una sensación

de verdadero susto… "¡Ay, no! No estoy listo para esto".

—SANTIAGO, 11 AÑOS

Muchos de los hombres y muchachos con los que hemos hablado tuvieron la sensación de no estar listos. Si te sientes así, ayuda mucho recordar que es perfectamente normal.

Algunos chicos se comienzan a sentir mal porque el cuerpo les desarrolla lentamente. Están ansiosos de tener un cuerpo musculoso y maduro. Es posible que sus compañeros de clase estén desarrollándose mientras que ellos todavía se ven como "niñitos".

Algunos hombres recordaron lo difícil que fue haber estado entre los últimos.

No pasé por la pubertad hasta que tenía dieciséis años. Realmente me molestaba cuando estaba en situaciones en las que los demás muchachos se daban cuenta de que aún no había comenzado. Siempre sentía vergüenza en la clase de gimnasia y siempre trataba de esconder el cuerpo.

—ALFONSO, 47 AÑOS

Yo también comencé tarde. Parecía que todos los demás chicos realmente se habían desarrollado y tenían vellos en todas partes, y yo todavía era un chiquito flaco. Pero una vez que se inició, realmente fue un desarrollo rápido. Pensaba, "¡Gracias a Dios! Por fin me está sucediendo". Por un tiempo pensé que nunca sucedería y que quizá iba a ser un fenómeno o estaba enfermo o tenía algún problema. Pero finalmente comencé a desarrollarme también.

—FRANCISCO, 42 AÑOS

Si estás preocupado de nunca llegar a la pubertad, mira a tu alrededor. ¿A cuántos adultos conoces que nunca pasaron por la pubertad? Ninguno, ¿verdad? Todos pasamos por la pubertad tarde o temprano. Dentro de poco, el cuerpo te comenzará a cambiar y alcanzarás a los demás muchachos. Luego te preguntarás ¡por qué te hiciste tanto lío! No sólo los que comienzan tarde se sienten avergonzados. Un hombre recordó lo que sintió por empezar temprano la pubertad:

> Me desarrollé de muy chico. Realmente me sentía orgulloso, pero también avergonzado porque me veía tan distinto de los demás muchachos. ¡Es difícil ser diferente a esa edad! Quieres ser como los demás chicos y no ser distinto.
>
> —PEDRO, 26 AÑOS

Es difícil ser diferente. Pero trata de recordar que no existe una edad "correcta" para todos. El cuerpo se desarrolla a la edad correcta para ti.

¿SOY NORMAL?

Al parecer, todos se hacen esta pregunta en algún momento durante la pubertad. La respuesta casi siempre es "sí". Pero aunque no es común, a veces un problema médico puede causar que la pubertad comience demasiado temprano o tarde.

No siempre es fácil saber qué es "demasiado temprano" o "demasiado tarde". Como te enteraste en este capítulo, los muchachos comienzan la pubertad a edades muy diferentes. Algunos chicos perfectamente normales y saludables notan los primeros indicios de la pubertad cuando tienen sólo ocho años o incluso de menores. Otros muchachos perfectamente normales y saludables no comienzan la pubertad hasta que tienen catorce años o más.

Los médicos generalmente recomiendan que los muchachos que entran en la pubertad antes de los ocho años y medio a nueve años se hagan un examen médico. En otras palabras, un niño debe ir al médico si los testículos o pene le comienzan a desarrollar, si le sale vello púbico o si se presenta cualquier otro indicio de la pubertad antes de que cumpla los nueve.

Los médicos también recomiendan que los muchachos que no han comenzado la pubertad a los catorce o quince años se hagan un examen médico. En otras palabras, un muchacho que al cumplir los catorce o quince años no ha tenido desarrollo alguno de los órganos sexuales ni vello púbico debe consultar con un médico.

Es importante recordar que comenzar antes de los nueve años de edad o después de los catorce o quince no siempre significa que algo anda mal. Sin embargo, si hubiera algún problema, los médicos pueden tratarlo, para que el chico se pueda desarrollar normalmente.

A veces la pubertad parece transcurrir muy lentamente. Los cambios en nuestro cuerpo pueden ser mínimos y hacer que nos preguntemos si realmente estamos creciendo. O quizá nos preguntemos si se ha detenido del todo. Si has iniciado la pubertad, pero no estás creciendo tan rápido como quisieras, ten paciencia. Estás creciendo y terminarás por tener un cuerpo maduro y adulto.

Por supuesto que si piensas que algo anda mal en tu desarrollo, puedes ir al médico en cualquier momento. Si resulta que tienes un problema médico, lo detectarás mucho antes. Si no tienes un problema, te sentirás mejor de saber que no tienes nada.

3.
GUÍA SOBRE LOS ÓRGANOS SEXUALES: ¿QUÉ ES NORMAL? ¿Y QUÉ NO?

El capítulo 2 explicó los cambios de los órganos sexuales externos durante la pubertad. Los muchachos naturalmente sienten curiosidad sobre estos cambios. Los muchachos a menudo se estudian el cuerpo detenidamente, en busca de los primeros indicios de cambio. Incluso los muchachos que antes no estaban atentos a estos cambios comienzan a prestarles más atención una vez que los órganos sexuales les comienzan a crecer.

Cuando comienzan a prestarle más atención a su cuerpo, los muchachos a menudo hacen preguntas o tienen preocupaciones sobre los órganos sexuales. Quizá noten algo que nunca habían notado. O quizá se trate de algo que habían notado antes pero sobre lo cual nunca realmente habían pensado antes. Independientemente del motivo, los muchachos de tu edad a menudo tienen preguntas y preocupaciones sobre el tamaño, la forma o la apariencia de sus órganos sexuales.

Este capítulo es una guía sobre los órganos sexuales masculinos externos. Como otras partes del cuerpo, el pene y escroto se ven diferentes en diferentes personas. Hay muchas variaciones individuales en la apariencia de estos órganos sexuales. La guía explica estas diferencias, para que sepas lo que es normal y lo que no.

EL TAMAÑO DEL PENE

La mayor preocupación es un pene más grande. Y no es cuestión de risa. Si te preocupa el tamaño del tuyo, ¡no eres el único! Este tema se presenta una y otra vez en nuestra caja de preguntas y las cartas de lectores. De hecho, recibimos más preguntas sobre el tamaño del pene que todos los demás temas combinados.

Uno de los primeros informes científicos sobre el tamaño del pene data de 1879. Su autor, el Dr. W. Krause, reportó que "en la mayoría de los casos" el pene erecto mide un poco menos de 8 ¼ pulgadas de largo. Quizá todo el problema de los hombres que piensan que tienen el pene muy pequeño se deba a este informe. O quizá no. Pero el hecho es que el Dr. Krause cometió un error de más de 2 pulgadas. La mayoría de los varones no alcanzan las 8 ¼ pulgadas, por más que traten. ¡El pene erecto de sólo uno de cada cien hombres es así de largo!

Cuestiones de longitud

Hablaremos sobre los informes científicos más actualizados acerca del tamaño del pene más adelante. Pero primero queremos clarificar un par de asuntos sobre el tamaño.

Muchos chicos piensan que tienen el pene muy pequeño. Miran a su alrededor en el vestuario del gimnasio, y el pene de todos los demás parece más grande que el suyo. Pero comparar el tamaño de esta manera puede llevarte a conclusiones equivocadas.

Hay mucha variación en el tamaño del pene no erecto. Pero las diferencias de tamaño tienden a desaparecer con la erección. Los penes que son más pequeños cuando no están erectos tienden a crecer más durante una erección. Los penes que son más largos que la mayoría cuando no están erectos crecen menos. Si tu pene está entre los más pequeños cuando no está erecto, eso no significa que es pequeño cuando está erecto.

Es difícil decir siquiera cuál es el tamaño promedio del pene no erecto. Esto se debe a que el tamaño cambia mucho. El temor, frío o nerviosismo puede reducir la cantidad de sangre dentro el pene, lo que lo hace más pequeño. El pene puede reducirse hasta dos pulgadas. El relajamiento y calor aumentan la cantidad de sangre en el pene, lo cual lo alarga. Por eso, si es difícil decir cuál es el tamaño promedio del pene *de un hombre* cuando su miembro no está erecto, es casi imposible decir cuál es el tamaño promedio de *todos los hombres*. También es por eso que la mayoría de los estudios científicos mide el tamaño del pene erecto.

Es natural que los muchachos hagan comparaciones en el camerino. Es natural querer ver cómo te comparas con el tamaño "promedio" de pene. Pero no te olvides que todavía estás creciendo. Recuerda lo que aprendiste en el capítulo 2. El pene no alcanza su máximo tamaño hasta la etapa 5. Si aún no estás en la etapa 5, te queda mucho por crecer. Incluso una vez que alcanzas la etapa 5, el pene puede continuar creciendo. El pene de muchos chicos no alcanza su tamaño máximo sino hasta que tienen dieciséis o dieciocho años, o incluso mayores.

El pene sólo comienza a crecer realmente en la etapa 3. El chico a tu lado en la ducha del gimnasio quizá sea de la misma edad, pero es posible que se encuentre en una etapa muy diferente de la pubertad. Puede que ya esté en la etapa 4 ó 5. Si tú aún estás en la etapa 2, por supuesto que él tendrá un pene más grande que el tuyo. Eso no significa que el tuyo es demasiado pequeño. Cuando llegues a la etapa 5, probablemente tendrás un pene muy similar al de la mayoría de los otros varones.

El tamaño de tu erección también varía. Es posible que no haya tanta variación como la hay en el tamaño de penes no erectos. Pero la temperatura ambiental, cuán nervioso estás, la hora del día, actividad sexual reciente, la situación y tu humor afectan el tamaño durante la erección.

Sobre el promedio

El tamaño del pene es un asunto muy importante entre los hombres. Uno pensaría que hay muchos estudios científicos buenos sobre el tamaño del pene. No es así. No se han hecho muchos estudios. Y los estudios con los que contamos posiblemente no sean dignos de crédito. Algunos de ellos incluyen a muy pocos hombres como para tener

---

MEDICIÓN

En estudios científicos, el largo del pene se mide en el tronco del pene desde el punto que sale del cuerpo hasta la punta. La mayoría de los hombres ha medido el suyo por lo menos una vez en su vida. Hacerlo es bastante fácil. Todo lo que necesitas es una regla, una erección y las siguientes instrucciones:

De pie y con el pene totalmente erecto, inclina el pene de manera que sea perpendicular (parado recto) a tu cuerpo. Pon la regla a lo largo del tronco del pene. Haz que el pene esté lo más recto posible, de manera que esté lo más plano posible contra la regla. Presiona un extremo de la regla en el área púbica en la base del pene. Mide la distancia hasta la punta del pene.

Usa una regla, no una cinta métrica. Una regla es rígida y se puede presionar firmemente contra la grasa que cubre el hueso púbico.

validez. En otros estudios, los voluntarios se midieron el pene en casa, sin supervisión científica. Incluso si los hombres fueron francos con sus medidas, es posible que no hayan seguido las instrucciones debidamente. Por ejemplo, puede que algunos hayan "redondeado" al próximo número cuando reportaron su tamaño. Quizá sea más probable que los hombres con penes grandes se ofrezcan para este tipo de estudio que los hombres con penes pequeños. Si es así, "el tamaño promedio" que se reportó en el estudio sería demasiado grande. Ten en cuenta todo esto cuando te contemos sobre los resultados de estos estudios.

El famoso investigador sobre relaciones sexuales Alfred Kinsey y sus compañeros de trabajo estudiaron el tamaño del pene. Les pidieron a miles de voluntarios que midieran el largo de su pene erecto y enviaran los resultados por correo. El tamaño promedio del pene erecto en el estudio de Kinsey fue un poco menos de 6 pulgadas y 1/4. Hay algunos estudios más recientes en los que las mediciones las

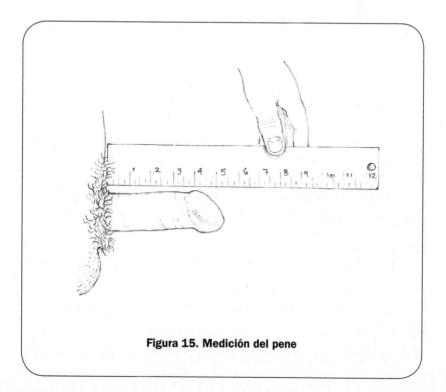

Figura 15. Medición del pene

hicieron médicos o se realizaron con fotografías. Estos estudios muestran que el largo promedio de un pene erecto es de unas 6 pulgadas. Pero, nuevamente, algunos de estos estudios dependieron de voluntarios, y es posible que esto haya afectado los resultados.

Lo mejor que podemos hacer es darte los resultados de estudios que no son perfectos, ni mucho menos. Estos estudios nos dicen que 7 de cada 10 hombres adultos tienen penes erectos de 5 ¼ a 6 ¾ pulgadas de largo. Además, en los hombres adultos, el grosor promedio medido alrededor de la parte más gruesa de un pene erecto es de un poco menos de 5 pulgadas.

Mitos sobre el tamaño del pene

Un mito es un cuento o leyenda. Muchos mitos son completamente falsos. Aquí están algunos de los mitos que la gente cuenta sobre el tamaño del pene, junto con los hechos.

MITO: Los hombres con penes grandes son más masculinos o machos que los hombres con penes más pequeños. Este mito tiene varias versiones, según lo que las personas consideran masculino. Por ejemplo, quizá hayas escuchado que los hombres que tienen penes grandes son mejores deportistas o que son más valientes o más fuertes.

HECHO: Simplemente no es cierto. El tamaño del pene no tiene nada que ver con cuán valiente, fuerte o atlético eres.

MITO: Los hombres con penes grandes tienen más potencia sexual. La gente expresa este mito de diferentes maneras. Por ejemplo, los hombres con penes grandes tienen más vigor sexual. O tienen más deseo sexual. O tienen más erecciones. O tienen erecciones que duran más.

HECHO: El tamaño del pene no tiene nada que ver con ninguna de esas cosas. Los hombres tienen diferentes niveles de vigor sexual. Algunos tienen erecciones más rápido que otros. Pero estas diferencias no tienen nada que ver con el tamaño del pene.

"TENDRÁS UN PENE MÁS LARGO Y GRUESO".

"ERECTO MEDIRÁ ¡HASTA 12 PULGADAS O MÁS!"

"¡ALCANZA TU MÁXIMO POTENCIAL!"

"¡SE HA COMPROBADO CIENTÍFICAMENTE QUE FUNCIONA!"

Estas afirmaciones provienen de anuncios de "productos para alargar el pene" o "sistemas de alargamiento de pene". Algunos de estos productos, como "gotas sexuales" o "cremas para el pene", son inútiles y francamente tontos.

Algunos productos son equipos con pesas que te pones en el pene para alargarlo. Estos equipos no sólo son inútiles, sino que pueden ser peligrosos. En algunos casos, lo que recibes es una versión barata de un dispositivo médico llamado "bombilla de pene". Este dispositivo se inventó para los hombres con problemas de salud que no pueden tener una erección normal. La bombilla puede hacer que el pene esté más duro y se alargue. Pero al igual que las erecciones, la bombilla hace que el pene se alargue sólo por un tiempo. Una vez que dejas de bombear, regresarás a lo mismo. Mientras tanto, puedes causarte daños serios en el pene con la bombilla.

Tampoco puedes cambiar el tamaño del pene con ejercicio, hipnotismo, pastillas, cremas, bombillas u otros artefactos. No te dejes llevar por lo que dicen los anuncios. Si suena demasiado bueno para ser verdad, lo es. No malgastes tu dinero. Estos productos no funcionan, y algunos de ellos pueden hacerte daño.

MITO: Los hombres con penes grandes son mejores amantes. También hay varias versiones de esto. Las mujeres disfrutan más las relaciones sexuales si el hombre tiene un pene más grande. Las mujeres encuentran más atractivos a los hombres con penes más grandes.

HECHO: El tamaño del pene tiene muy poco que ver con el placer de la mujer en el coito. El placer que siente una mujer proviene mayormente de la estimulación que recibe en el área alrededor del clítoris. Está afuera, no adentro de la vagina. Sólo la primera pulgada o dos de la vagina contienen terminaciones nerviosas. Las partes más profundas de la vagina no son muy sensibles. El placer que siente la mujer también proviene de los sentimientos hacia su pareja. Entre todos estos factores, el tamaño del pene es de poca o ninguna importancia.

No hay estudios científicos que indiquen que las mujeres prefieren a los hombres con penes grandes. Lo que *sí hay* son estudios que muestran que a las mujeres no les importa el tamaño del pene de su pareja.

MITO: Los hombres afroamericanos tienen penes más grandes que los hombres de otros grupos raciales o étnicos.

HECHO: Quizá existan ciertas diferencias raciales con respecto al tamaño del pene, pero éstas no son muy grandes. El largo promedio del pene erecto de los hombres afroamericanos en los estudios de Kinsey fue un décimo de una pulgada más largo que el promedio de los hombres blancos. Algunos estudios han mostrado pequeñas diferencias entre otros grupos raciales o étnicos.

Esperamos que esta sección te haya permitido comprender un hecho básico. El tamaño del pene es indicio de sólo una cosa: El tamaño del pene. No tiene nada que ver con el tipo de amante, esposo, atleta o padre que serás. No tiene nada que ver con cuán masculino, viril o valiente serás. Te doy mi palabra.

EL PENE: CIRCUNCIDADO Y NO CIRCUNCIDADO

No sólo el tamaño del pene varía de muchacho a muchacho u hombre a hombre. La apariencia también varía. Una diferencia básica es la circuncisión. (Recuerda que la circuncisión es la operación que extirpa el prepucio del pene.) Un pene circuncidado se ve diferente de uno no circuncidado.

El pene en la figura 16 ha sido circuncidado. Se ha extirpado el prepucio. Puedes ver todo el glande o la cabeza del pene. La corona, la

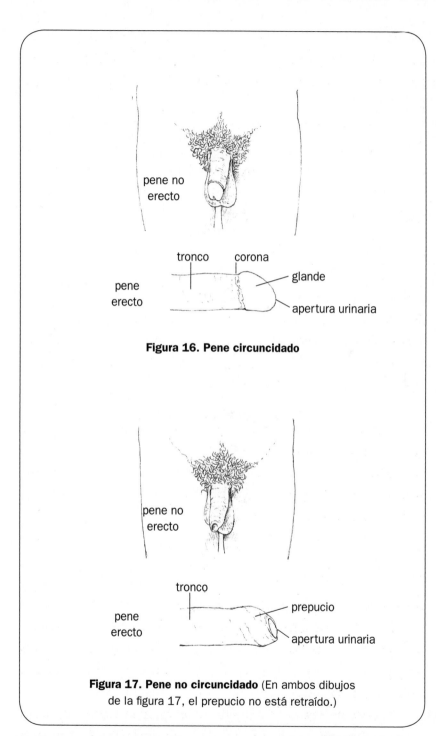

Figura 16. Pene circuncidado

Figura 17. Pene no circuncidado (En ambos dibujos
de la figura 17, el prepucio no está retraído.)

CIRCUNCISIÓN —¿POR QUÉ?

La circuncisión es una costumbre religiosa muy antigua entre los judíos y musulmanes. A mediados y fines del siglo xix, los médicos en este país y en Europa comenzaron a recomendar la circuncisión para todos los bebés varones. Estos médicos creían que la operación no dolía debido al sistema nervioso "no desarrollado" en el recién nacido. También creían que la circuncisión curaba o prevenía ciertas enfermedades. La circuncisión se hizo común. Y en un momento dado, casi todos los bebés varones nacidos en hospitales en Estados Unidos eran circuncidados.

Hoy en día sabemos que la operación sí causa dolor. También sabemos que no cura ni previene la ceguera, epilepsia o locura. También se ha probado que algunas de las otras afirmaciones que se hacen sobre la circuncisión son falsas. Cuando los padres y médicos comenzaron a manifestarse en su contra, la circuncisión pasó a ser tema de debate. Hoy, el debate prácticamente ha concluido en gran parte del mundo. En Europa, por ejemplo, sólo dos de cada cien bebés varones son circuncidados. Estas circuncisiones, en su mayoría, se hacen por motivos religiosos, pero incluso los padres judíos y musulmanes están optando en contra de la operación.

Aquí en Estados Unidos, el debate continúa. Quienes están a favor de la circuncisión alegan que ayuda a proteger del cáncer del pene, infecciones del tracto urinario en bebés y enfermedades transmitidas sexualmente. (Las enfermedades transmitidas sexualmente son infecciones que se pueden contagiar por medio del contacto sexual.) Quienes se oponen a la circuncisión disputan esas afirmaciones. Ambos lados señalan estudios que respaldan su punto de vista.

(Si te interesa averiguar más sobre el debate, consulta la sección de recursos en la parte posterior de este libro bajo el título "Circuncisión".)

arruga redonda de tejido alrededor de la parte baja del glande, se puede ver claramente.

El pene mostrado en la figura 17 no ha sido circuncidado. El prepucio está intacto y sin retraer. Cubre todo desde la corona, excepto la punta del glande. (Algunos prepucios son más largos que el que se ve aquí. Otros son más cortos. Los cortos tapan menos del glande. Los más largos tapan más y se extienden más o cuelgan por encima del glande.)

En el pasado, casi todos los bebés varones nacidos en este país eran circuncidados. Con los años, las cosas han cambiado. Hoy en día, sólo aproximadamente 60% de los bebés son circuncidados en Estados Unidos. Más muchachos que nunca están alcanzando la pubertad con prepucios intactos. Ahora se nos hacen muchas preguntas sobre el prepucio y el pene no circuncidado. Pero la circuncisión no tiene ningún efecto en el desarrollo del muchacho durante la pubertad. La pubertad es igual, hayas sido circuncidado o no. Pero la operación sí afecta la apariencia del pene.

En las próximas páginas, te daremos un breve curso sobre la anatomía del prepucio. También explicaremos cómo la circuncisión afecta la apariencia del pene. Como te enterarás, hay varios métodos diferentes para hacer una circuncisión. Algunos métodos dejan una parte más grande del prepucio que otros. Las cicatrices que dejan también pueden verse diferentes.

El pene no circundado

En los hombres adultos no circuncidados, el prepucio se puede retraer. Esto significa que se puede retirar del glande y jalar por el tronco del pene. El prepucio se puede retraer cuando el pene está erecto o no. El prepucio también se puede retraer por sí solo durante una erección.

En la mayoría de los recién nacidos, el prepucio no se puede retraer. De hecho, aún está pegado al glande en la mayoría casos. Cuando el bebé se está desarrollando en el vientre, el prepucio y glande están unidos por tejido conectivo. El glande y prepucio permanecen unidos hasta que las células en el tejido conectivo comienzan a desprenderse. Este proceso puede comenzar antes del nacimiento, pero generalmente toma años.

Mientras el proceso tiene lugar, continúan desprendiéndose las células en la superficie del glande y el prepucio. Estas células se juntan en pequeños grupos. Esto crea espacios pequeños entre el prepucio y el glande. Las células muertas forman pequeñas "perlas" —bultos redondos, blancos y amarillentos— debajo del prepucio. Las perlas se mueven entre las dos superficies hasta que logran salir por la apertura en la parte de arriba del prepucio.

Mientras más células se mueren, más espacio se crea entre el prepucio y el glande. Tarde o temprano, hay más espacio que tejido conectivo. Sólo unas cuantas bandas delgadas por aquí y allá conectan el glande y prepucio. Finalmente, éstas también desaparecen. Al final, el glande y prepucio están completamente separados.

El prepucio no se puede retraer del todo hasta que esté completamente separado del glande. Incluso una vez que suceda la separación, puede que la apertura del prepucio sea demasiado delgada para retraerlo sobre el glande. Pero por lo general, el prepucio se estira con las erecciones y manipulación por el propio muchacho. Como resultado, a menudo se puede retraer del todo poco después de que se separe del glande.

El estiramiento del prepucio comienza a una edad temprana porque incluso de muy pequeños, los niños tienen erecciones de vez en cuando. También contribuye al estiramiento el hecho que los niños "descubren" sus genitales a una edad temprana. Los muchachos no circuncidados pronto descubren lo bien que se siente jalar el prepucio arriba y abajo del glande. Mientras lo hacen, estiran gradualmente la apertura del prepucio.

Etapas de retracción del prepucio en los varones no circuncidados

Como hemos dicho, no es posible retraer el prepucio del todo de la noche a la mañana. El glande y prepucio primero deben separarse.

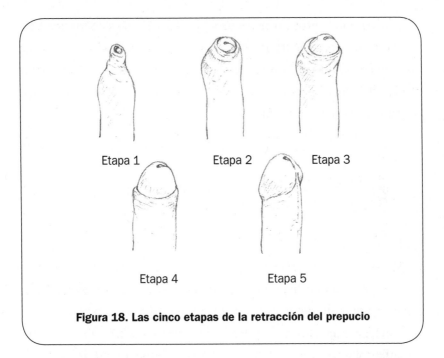

Figura 18. Las cinco etapas de la retracción del prepucio

Incluso después de que eso ocurra, la apertura del prepucio también debe estar lo suficientemente suelta como para poder jalarse sobre el glande. Generalmente, todo el proceso dura muchos años. El proceso varía de un muchacho a otro, pero tiende a suceder lentamente, un poquito a la vez. La figura 18 muestra las cinco etapas diferentes del proceso. Si no estás circuncidado, la figura 18 y las descripciones de abajo te ayudarán a decidir en qué etapa estás ahora. Algunos muchachos no pasan por todas las cinco etapas.

- ETAPA 1: El prepucio no se retrae para nada. La apertura del prepucio es pequeña y apretada. Ésta es la etapa más común entre los recién nacidos. Incluso muchachos de doce años o mayores pueden estar en esta etapa. Sin embargo, sólo unos cuantos muchachos de más de doce años aún están en la etapa 1.

- ETAPA 2: En esta etapa, puedes retraer el prepucio lo suficiente como para ver la apertura urinaria. Esta etapa es la más común durante los dos primeros años de vida. En algunos casos, esta etapa puede durar hasta que un muchacho tenga doce años o más. Pero menos de uno de cada diez chicos mayores de doce años aún está en la etapa 2.

- ETAPA 3: En esta etapa, el prepucio se puede jalar más. Se puede retraer aproximadamente hasta la mitad de la corona, el borde alrededor de la parte inferior del glande. Ésta es la etapa más común durante la niñez. Muchos chicos que están en la pubertad aún están pasando por esta etapa.

- ETAPA 4: El prepucio se puede jalar incluso más. Se puede retraer hasta casi la corona, pero no se puede jalar más allá de la corona. Esta etapa es muy común en los muchachos entre los ocho y once años. Pero también se puede ver en los bebés de menos de un año y en los muchachos de más de dieciséis.

- ETAPA 5: El prepucio se puede retraer totalmente sobre el glande, lo que permite que se vea todo el glande. Los muchachos entre los once y quince años, en su mayoría, están en la etapa 5. Algunos muchachos llegan a esta etapa a la temprana edad de un año y otros no lo hacen hasta los dieciocho. Incluso ha habido casos de recién nacidos en los que se puede retraer el prepucio del todo.

Hay algunos hombres con prepucios que nunca llegan a la etapa 5. Los expertos no están de acuerdo sobre qué hacer al respecto. Algunos piensan que se debe dejar el prepucio tal cual mientras no cause dolor u otros problemas. Otros dicen que es necesario un tratamiento para que el prepucio se retraiga del todo. Esto generalmente se puede hacer sin una circuncisión. (Véase el recuadro en la página 61.)

Si no puedes retraerte el prepucio del todo, no te preocupes. Pero si te causa dolor o incomodidad, ve al médico. A menudo es

AFERRARSE AL PREPUCIO

La información básica y común sobre el prepucio y su cuidado solía pasarse de padre a hijo. Pero como se circuncidaba a tantos hombres en este país, se perdieron muchos de esos conocimientos.

El prepucio prácticamente desapareció de los textos médicos. La mayoría de los médicos sabía poco sobre el prepucio excepto cómo extirparlo.

Hoy en día, se sabe más sobre el prepucio. Pero incluso ahora, muchos médicos en este país saben poco sobre su cuidado. Los problemas con el prepucio no son comunes, pero sí suceden. La primera reacción de muchos médicos es recomendar la circuncisión, incluso para un problema menor. Pero muchas veces, estos problemas se pueden tratar de otras maneras menos drásticas. Si surge un problema y tu médico recomienda una circuncisión, solicita la opinión de un médico que favorece conservar el prepucio. Pídeles a tus padres o apoderado que te ayuden a encontrar un médico que sepa sobre prepucios. Para mayor información, consulta la Sección de Recursos al final de este libro, bajo el título "Circuncisión".

posible tratar el problema con una crema recetada que se aplica al prepucio por un par de semanas. Si no sientes dolor, está bien tratar de estirar la apertura del prepucio tú mismo. Puedes comenzar jalando suavemente el prepucio hacia atrás. Pero hazlo delicadamente. Estíralo lentamente, poco a poco. Un buen momento para estirarlo es cuando te hayas bañado y remojado en agua caliente. No lo estires hasta que te duela. Podrías estar rasgando tejidos.

¡Nunca se debe forzar el prepucio a retraerse! Forzar la retracción puede dejar puntos en carne viva, que sangran en el glande y prepucio. A medida que sanan, se pueden formar "puentes de piel" o adhesiones. Éstas son bandas de tejido entre el prepucio y glande que pueden evitar la retracción. Es posible que se requiera atención médica para extirparlas.

Además, si fuerzas un prepucio apretado a retraerse, es posible que se atraque detrás del glande. Si esto sucede, que no cunda el pánico. Sujeta el glande entre el pulgar y los demás dedos, y aprieta firmemente durante un par de minutos. Esto hará que se encoja suficiente como para que el prepucio se pueda llevar hacia adelante sobre el glande nuevamente. Un lubricante como KY Jelly también puede ayudar.

La anatomía del prepucio

El prepucio tiene dos capas. Las dos capas pueden deslizarse una sobre la otra. La capa de arriba o exterior se llama la cara externa. La capa de adentro se llama la cara interna. En la figura 17, puedes ver la cara

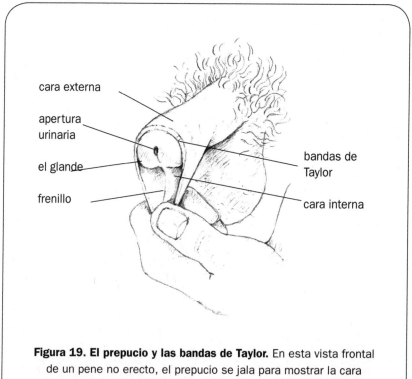

cara externa

apertura urinaria

el glande

frenillo

bandas de Taylor

cara interna

Figura 19. El prepucio y las bandas de Taylor. En esta vista frontal de un pene no erecto, el prepucio se jala para mostrar la cara interna y otras estructuras que normalmente están escondidas.

externa, pero no la interna. Tienes que retraer el prepucio o apartarlo del glande para ver la cara interna.

La cara externa realmente es apenas una continuación de la misma piel que cubre el tronco del pene. Cerca de la punta del glande, el prepucio se dobla sobre sí mismo. En el doblez, hay bandas de tejido elástico que se llaman las bandas de Taylor. (Ver figura 19.)

Las bandas de Taylor conectan la cara externa con la cara interna. Generalmente son más rosadas o rojas, o de color más fuerte que el resto del prepucio.

Las bandas de Taylor son muy elásticas. Funcionan como una cinta de goma. Durante la retracción se estiran lo suficiente como para cubrir el glande y el tronco. Cuando el prepucio se jala hacia adelante, las bandas se contraen, y la apertura del prepucio vuelve a su tamaño normal.

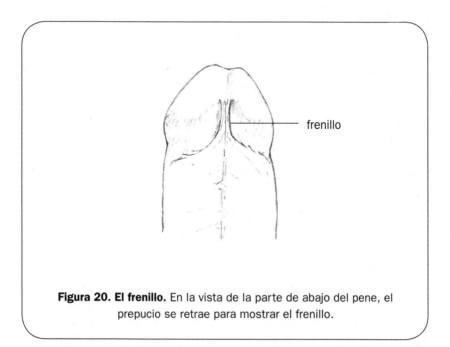

Figura 20. El frenillo. En la vista de la parte de abajo del pene, el prepucio se retrae para mostrar el frenillo.

Las bandas están compuestas por una serie de arrugas o surcos. A lo largo de estos surcos hay terminaciones nerviosas especiales. Estas terminaciones nerviosas responden a presión. Se estimulan cuando el prepucio se mueve de adelante a atrás sobre el glande.

La cara interna realmente no es piel. Es un tipo especial de tejido que no se encuentra en ninguna otra parte del cuerpo. Es rosada, roja o de color oscuro, húmeda y muy sensible. También tiene terminaciones nerviosas especiales. Como las bandas de Taylor, es una fuente de placer sexual para los hombres no circuncidados. La cara interna está adherida al pene debajo de la corona del glande.

En la parte de abajo del glande, hay un tejido en forma de Y llamado frenillo. (Ver figura 20.) Como el glande y la cara interna, el frenillo tiene muchas terminaciones nerviosas. Es una parte muy sensible del pene. Generalmente se extirpa durante la circuncisión, aunque a veces se deja una parte.

Cuando la cara externa se retrae, es posible ver la cara interna. Puedes ver cómo funciona en la figura 21. La cara externa se retrae sobre el glande. Esto jala las bandas de Taylor hacia el glande. Cuando las bandas de Taylor bajan en el tronco, la cara interna se desenrolla en el glande.

Cuando el prepucio está plenamente retraído, las bandas de Taylor están aproximadamente a la mitad del tronco. El glande no está tapado y puedes ver toda la corona.

El pene circuncidado

Tengo esta banda de piel en el pene. Es como un aro alrededor del pene, aproximadamente a la mitad. Es extraño. ¿Por qué tengo esto?

— ANÓNIMO, DE LA CAJA DE PREGUNTAS

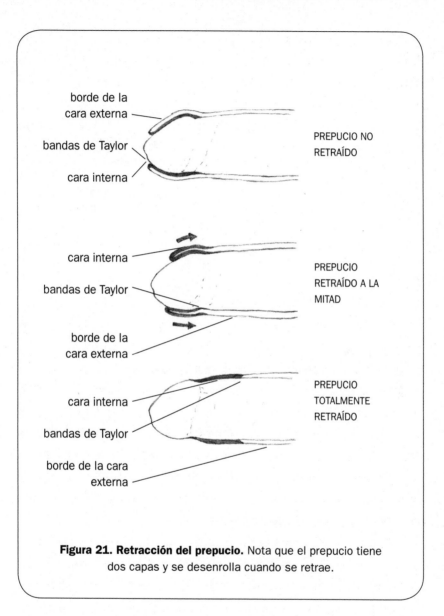

borde de la
cara externa

bandas de Taylor

cara interna

PREPUCIO NO
RETRAÍDO

cara interna

bandas de Taylor

PREPUCIO
RETRAÍDO A LA
MITAD

borde de la
cara externa

cara interna

bandas de Taylor

PREPUCIO
TOTALMENTE
RETRAÍDO

borde de la cara
externa

Figura 21. Retracción del prepucio. Nota que el prepucio tiene
dos capas y se desenrolla cuando se retrae.

Tengo piel extra en el pene. Como que se arruga y junta detrás de la
cabeza [el glande]. Hay una línea parda que va a todo el rededor.
¿Es esto normal? Siempre la he tenido, desde que me acuerdo.

—ANÓNIMO, DE LA CAJA DE PREGUNTAS

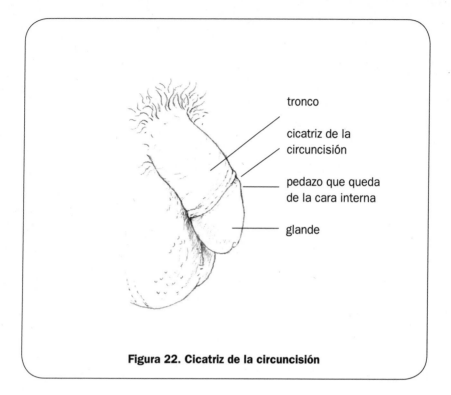

tronco

cicatriz de la
circuncisión

pedazo que queda
de la cara interna

glande

Figura 22. Cicatriz de la circuncisión

Ambos muchachos están describiendo sus cicatrices de la circuncisión. La piel extra que uno de los chicos describe es lo que queda del prepucio. Como hemos dicho, diferentes tipos de operaciones dejan diferentes tipos de cicatrices. Además, el cuerpo de las diferentes personas sana de manera diferente.

A veces es más fácil ver la cicatriz cuando el pene está erecto. También es más fácil verla en algunos hombres que en otros. Pero en la mayoría de los hombres circuncidados, hay una cicatriz visible que rodea el tronco del pene. En algunos casos, el tejido está en la parte de arriba del tronco, cerca del glande. En otros casos, está más abajo en el tronco. La figura 22 muestra la cicatriz de la circuncisión de un pene no erecto.

La textura y el color de la piel pueden ser diferentes en la zona de la cicatriz que en el resto del pene. La piel de color diferente es lo que

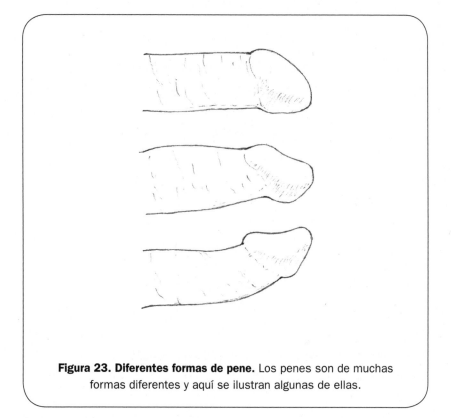

Figura 23. Diferentes formas de pene. Los penes son de muchas formas diferentes y aquí se ilustran algunas de ellas.

queda de la cara interna. Algunos chicos tienen piel suelta que se arruga detrás del glande. Esto también es perfectamente normal. Nuevamente, es simplemente lo que queda del prepucio.

Algunas circuncisiones dejan parte del frenillo. Lo que queda de este pedazo de tejido en forma de Y puede ser visible en la parte de abajo del pene.

El glande de un pene circuncidado se ve un poco diferente al glande de un pene no circuncidado. En los hombres no circuncidados, el prepucio protege el glande. El glande es suave, lustroso y húmedo. Se parece al tejido dentro de la mejilla, la boca o la parte interior del párpado. En los muchachos circuncidados, sin la protección del prepucio, el glande se cubre de capas de células gruesas, secas y duras. El tejido ya no está húmedo y lustroso.

OTRAS VARIACIONES DEL PENE

Aparte de si han sido circuncidados o no, los penes también pueden diferir de otras maneras (ver figura 23). Pueden ser delgados o gruesos, cortos o largos. Las venas pueden ser visibles en la superficie del pene. La cabeza (el glande) puede verse más ancho o delgado que el tronco. La forma del glande también varía. Todas estas variaciones son normales.

El pene puede colgar hacia abajo, hacia la izquierda o derecha. Cuando está erecto, el pene puede ser recto o puede curvarse a la izquierda o derecha. También puede curvarse hacia el cuerpo o hacia el piso. El ángulo con el que sale del cuerpo también varía. Estas variaciones en el pene erecto se describen en más detalle en el capítulo 6.

Los chicos a veces preguntan sobre las pápulas perladas del pene y los linfoceles. Por supuesto que no preguntan usando esos nombres. Pero a eso se refieren cuando preguntan y describen los siguientes trastornos:

- PÁPULAS PERLADAS DEL PENE: Algunos hombres tiene pequeños bultos rosados en filas alrededor de la corona o por todo el glande. La parte "perlada" de su nombre viene de su brillo. Son más comunes entre los jóvenes y pueden desaparecer con la edad. Son completamente normales. No causan síntomas ni requieren tratamiento médico.

- LINFOCELES: A veces las glándulas linfáticas cerca de la corona se bloquean e hinchan. Esto puede suceder después de una lesión o mucha actividad sexual. Pero con frecuencia, sucede sin una causa obvia. Cuando pasa, aparecen zonas hinchadas transparentes, firmes que parecen gusanitos en el pene. Desparecen solas en unas cuantas semanas y no requieren tratamiento médico.

CUIDADO DE LOS ÓRGANOS SEXUALES

Todos los muchachos —estén circuncidados o no— deben lavarse los órganos genitales todos los días. Los chicos no circuncidados deben jalar el prepucio al máximo o lo más que puedan hacerlo sin forzarlo. Si no se puede retraer para nada, no te preocupes. Las "perlas" entre el prepucio y glande se encargarán de limpiarlo. Simplemente lava la cara externa.

Si es posible retraer todo el prepucio, lava el glande, la cara interna y todo alrededor del surco debajo de la corona. El prepucio produce esmegma, un lubricante natural, para ayudar al prepucio a deslizarse. Si se acumula debajo del prepucio, causa un olor poco agradable. O sea que enjuágate el esmegma que veas.

El jabón puede arder e irritar el glande y la cara interna. Algunos expertos aconsejan evitar el jabón. Todo lo que se requiere es enjuagarse bien con agua. Si usas jabón, asegúrate de que sea uno muy suave.

EL ESCROTO

El escroto puede colgar más o menos que la punta del pene. Puede tener vellos púbicos, como no tenerlos. En hombres adultos, el lado izquierdo del escroto generalmente cuelga más que el derecho. El testículo en el lado derecho del escroto por lo general es un poco más grande que el izquierdo.

El rafe

Tengo una línea entre los testículos, que va hasta la parte de atrás del pene. Parece una cicatriz. ¿Otros varones la tienen?

— ANÓNIMO, DE LA CAJA DE PREGUNTAS

Este chico está preguntando sobre el rafe. Está a lo largo del centro de la parte de abajo del pene. Continúa a lo largo del centro del escroto y hasta el ano. Puede ser rojo o de color oscuro. Se llama el rafe y es perfectamente normal.

Todos los hombres lo tienen. Es más fácil notarlo en algunos que otros. Los muchachos piensan que el rafe tiene algo que ver con la circuncisión. No es así. El rafe es solamente una unión o costura que se formó cuando estabas creciendo dentro del vientre de tu madre

Escroto "vacío": Testículos ausentes, no descendidos o retráctiles

El escroto puede estar vacío en uno o ambos lados debido a la ausencia de uno o ambos testículos. Una variedad de trastornos médicos puede causar un escroto "vacío". En casos poco comunes, nace un niño con sólo un testículo. Además, una lesión o enfermedad puede dañar un testículo al grado que es necesario extirparlo. Si falta un testículo pero el otro testículo está sano, el muchacho se desarrollará normalmente. Su vida sexual no se verá afectada. El testículo presente producirá suficientes espermatozoides, y él podrá ser padre.

Los testículos que no han descendido y los retráctiles son otros dos trastornos que pueden causar un escroto "vacío". Los testículos se desarrollan dentro del abdomen. Normalmente, descienden (bajan) al escroto antes del nacimiento. Pero a veces uno (o ambos) permanecen en el cuerpo. En la mayoría de los casos, los testículos que no descienden bajan al escroto en los primeros seis o doce meses de vida del bebé. Si no es así, se debe operar al bebé para hacer que el testículo baje al escroto.

Si no baja al escroto, puede aparecer cáncer en el testículo. En el pasado, los médicos a menudo esperaban hasta que el muchacho fuera mayor para operarlo. Pero ahora sabemos que es posible que el testículo no se desarrolle debidamente si permanece en el cuerpo durante demasiado tiempo. Por lo tanto, los médicos realizan la operación cuando el niño aún es bebé o pequeño.

Antes de la cirugía, el médico verificará que el testículo que no ha descendido no sea realmente un testículo retráctil. Con este trastorno, uno de los testículos (o con más frecuencia, ambos) se retrae a la parte de arriba del escroto o incluso al cuerpo, de vez en cuando. El frío, un baño frío, la excitación o extrema actividad física pueden causar que el testículo se retraiga al cuerpo por un tiempo. Luego el testículo regresa a su posición normal.

Ya que este trastorno generalmente se corrige por sí solo para cuando el muchacho alcanza la pubertad, generalmente no es necesario un tratamiento. Pero un chico con este trastorno debe hacerse examinar por un médico con frecuencia. En algunos casos, el testículo retráctil no baja, y el médico no puede hacer que vuelva al escroto. O el testículo permanece retraído la mayor parte del tiempo. En estos casos, se hace una operación para que el testículo permanezca en su lugar.

Esperamos que este capítulo haya contestado tus preguntas sobre los órganos sexuales. En el siguiente capítulo, hablaremos sobre el estirón de la pubertad.

4.
EL ESTIRÓN DE LA PUBERTAD

¿Los zapatos que compraste el mes pasado ya te quedan chicos? ¿Tus *jeans* casi nuevos sólo te llegan a los tobillos? Si es así, probablemente ya empezaste a dar el estirón de la pubertad.

Durante la pubertad, pasamos por un periodo de mucho crecimiento. Engordamos y crecemos mucho más rápido que antes de la pubertad. A este periodo de crecimiento súper veloz lo denominamos el estirón de la pubertad. En cada muchacho empieza a una edad diferente. Es más drástico en algunos chicos que en otros, pero todos crecen muchísimo en este periodo. Este estirón usualmente dura varios años. Luego el crecimiento pasa a ser más lento, hasta finalmente detenerse.

En este capítulo vamos a hablar acerca de diversos aspectos del estirón de la pubertad. Dos de ellos son el aumento en estatura y peso. Pero la pubertad va más allá de hacer que aumentes de estatura y peso. También te vuelves más fuerte. En parte, esto se debe a que los músculos te crecen. Pero como aprenderás en este capítulo, ésta no es la única razón por la cual te vuelves más fuerte durante la pubertad.

A medida que te desarrollas y creces, ciertas partes del cuerpo crecen más que otras. El resultado: la cara y el cuerpo se verán muy diferentes de cómo se veían antes de la pubertad. ¡Vas a empezar a verte más como adulto que niño!

Como estás creciendo y desarrollándote de tantas maneras, hacer ejercicio y comer sano es especialmente importante. Pero muchos jovencitos no hacen ni lo uno ni lo otro. Su dieta o los alimentos que consumen no tienen las vitaminas y minerales que necesitan. Tampoco hacen suficiente ejercicio. Estos problemas tienen un efecto particularmente dañino en los huesos de un joven. Durante la pubertad desarrollas la fortaleza ósea que tendrás toda la vida. Si no desarrollas suficiente masa ósea en estos años, esto te puede causar problemas cuando seas mayor. La dieta y el ejercicio debidos son la clave para huesos más fuertes. Sin embargo, el tipo incorrecto de ejercicio puede ser peligroso. Por ejemplo, levantar pesas podría dañar los huesos en crecimiento. En este capítulo, aprenderás sobre una dieta apropiada y ejercicio seguro durante la pubertad.

EL ESTIRÓN

Antes de la pubertad, el muchacho promedio crece aproximadamente dos pulgadas y medio por año. Cuando empieza el estirón, el crecimiento se acelera. El muchacho puede crecer casi el doble que antes, de modo que su estatura aumenta en cuatro pulgadas o más en sólo un año. En promedio, un muchacho crece nueve a once pulgadas durante el estirón de la pubertad.

El estirón usualmente dura unos tres o cuatro años. Luego la velocidad del crecimiento vuelve a disminuir. Esto no significa que un muchacho deja de crecer del todo. La mayoría de los chicos continúa creciendo hasta aproximadamente los diecinueve años de edad. Algunos incluso continúan creciendo hasta cuando tienen veintitantos. Pero el periodo de crecimiento súper rápido sólo dura unos cuantos años.

Las muchachas también tienen el estirón de la pubertad, pero el suyo empieza antes que el de los muchachos. El de las chicas empieza a inicios de la pubertad. Es uno de los primeros cambios. El de los chicos no es uno de los primeros cambios. Ocurre más adelante en la pubertad. En promedio, el estirón de los muchachos ocurre dos años después que el de las chicas. Por eso los muchachos de once y doce años a menudo son más bajos que las muchachas de su edad. Un par de años después, los chicos empiezan con su estirón. Luego los varones usualmente alcanzan a las chicas y hasta las pasan en estatura. A menudo, un muchacho que a los once o doce años era más bajo que las chicas de su edad es más alto que ellas a los trece o catorce años.

¿Qué tan alto voy a ser?

No podemos decirte exactamente cuánto medirás. Pero te podemos dar un par de pistas. Tu estatura *antes* del estirón es una clave. Si fuiste bajito de niño, es probable que seas bajo de adulto. Igualmente, los niños altos tienden a ser adultos altos. Pero *definitivamente* esta regla tiene excepciones. Hablamos con muchos hombres que estaban entre los más bajos de su clase antes de la pubertad pero después terminaron entre los más altos.

Puedes darte una mejor idea de tu estatura de adulto si sigues los pasos a continuación. Primero, necesitas saber la estatura de tu papá y mamá. (Para este ejercicio, la estatura de los padres tutelares, adoptivos y apoderados no es útil. Necesitas saber la estatura de tus padres biológicos.)

1. Súmale 5 pulgadas a la estatura de tu papá

2. Añade la estatura de tu mamá al resultado del paso 1.

3. Divide entre 2 el resultado del paso 2 para obtener tu estatura adulta aproximada.

Ejemplo: El padre de Jorge mide 5 pies y 10 pulgadas y su madre mide 5 pies y 7 pulgadas.

1. Primero le sumamos 5 pulgadas a la estatura de su papá. El resultado es 5 pies y 15 pulgadas o 6 pies y 3 pulgadas.

2. Luego le sumamos la estatura de su madre (5 pies y 7 pulgadas) al resultado del paso 1 (6 pies y 3 pulgadas). El resultado es 11 pies y 10 pulgadas.

3. Ahora dividimos entre 2 el resultado del paso 2 (11 pies y 10 pulgadas). El resultado es 5 pies y 11 pulgadas. Ésta es la estatura adulta aproximada de Jorge.

Tus padres probablemente no miden lo mismo que los padres de Jorge. Haz tus propios cálculos con la estatura de tus padres. Recuerda que el resultado es sólo aproximado. Tu estatura real de adulto puede ser más o menos que ésta.

Historias de altos y bajos

El hombre más alto de la historia medía 8 pies y 11 pulgadas de estatura. El más bajo medía apenas 2 pies y 2 ½ pulgadas. Pero éstos son casos muy poco comunes. Los hombres, en su mayoría (nueve de cada diez) miden entre 5 pies y 6 pulgadas y 6 pies y 2 pulgadas. La estatura promedio para los hombres adultos es de 5 pies y 10 pulgadas.

Les preguntamos a los hombres: "¿Qué te gustaría cambiar más sobre tu cuerpo?"

"Mi estatura" fue la segunda respuesta, después del tamaño del pene. Ninguno deseaba ser más bajo. Casi todos deseaban ser más altos. Incluso los hombres que son un par de pulgadas más altos que el promedio dijeron que "no les importaría" ser un poquito más altos. Un hombre más bajo que el promedio dijo lo siguiente:

Mido cinco pies y seis pulgadas. Ser bajo siempre me ha molestado. La gente hace bromas, te dicen "enano" o "retaco". Para los deportes soy realmente bueno y coordinado. Mi estatura hizo que fuera difícil que me escogieran para el equipo de la escuela. Supongo que compensé al meterme a levantar pesas y concentrarme en lucha libre. Pero ahora que soy mayor resulta que, en cierto sentido, ser bajo fue una ventaja. Hizo que realmente me concentrara en desarrollar un cuerpo fuerte y musculoso, un hábito que retuve. Todavía hago ejercicio. Estoy en excelente condición física, mientras muchos hombres de mi edad tienen sobrepeso, son fofos y no están en forma. Soy más saludable que muchos hombres. Quizá si hubiese sido más alto, no me habría dedicado tanto a hacer ejercicio y cuidarme. De todos modos, para ser franco, me gustaría ser más alto.

—ALBERTO, 34 AÑOS

Los hombres más altos no siempre están contentos con su estatura:

Mido seis pies y siete pulgadas. Siempre miro a la gente hacia abajo. La gente siempre dice tonterías como, "¿Cómo está el clima allá arriba?" Ya tenía esta estatura a los catorce años. Siempre me sentía un bicho raro. Andaba con los hombros caídos y me jorobaba, tratando de no verme tan alto. Mi madre siempre me reprendía para que me parara derecho. Todavía tengo una pésima postura. Tengo más de cuarenta años, y ser tan alto ya no me molesta tanto. Hay pequeños inconvenientes, como pegarte la cabeza y tener poco espacio en los autos. Pero no es como cuando era adolescente. Realmente me mortificaba. Ser diferente era difícil.

—FRANCO, 43 AÑOS

Algunos hombres tienen una actitud muy positiva. No les importa ser más bajos que el promedio:

Siempre he sido bajo, incluso de muchacho. Por lo tanto, he tenido toda una vida para acostumbrarme. Realmente no es un problema para mí, como lo es para algunos. Conozco a muchos hombres bajos que siempre son un poco arrogantes, se ponen a la defensiva, hablan alto o son un poco descarados, pesados o unos payasos. De cierta manera, lo hacen para compensar por el hecho de ser bajos, y actúan exageradamente para que la gente los note, como si temieran que por su estatura los fueran a ignorar o pasar por alto. Pero yo realmente no siento esa necesidad. Soy bajo y soy un tipo bastante callado. Pero de todos modos siento que no paso desapercibido porque me siento bien conmigo mismo, tal como soy. Creo que la gente nota o siente la serenidad que trasmites por estar en paz contigo mismo y que te aceptas tal cual.

—RICARDO, 39 AÑOS

Ricardo pasó a explicar que ser bajo puede causar problemas para salir con mujeres.

Existe una regla tácita que el hombre tiene que ser más alto que la mujer. Todas las muchachas siempre eran más altas que yo. Por lo tanto, rápidamente decidí que no le iba a hacer caso a esa regla, porque si sólo invitaba a salir a muchachas más bajas que yo… pues no habría salido mucho. Simplemente puse de lado esa regla e invitaba a salir a quienes quería.

A veces me decían que no debido a mi estatura. Había muchachas, y más adelante mujeres, que a pesar de salir conmigo, les molestaba que fuera bajo. Se ponían zapatos de poco taco en vez de los tacones que probablemente se habrían puesto. Pero una vez que comenzaba a salir en serio con alguien, bromeábamos al respecto y nunca fue un verdadero problema.

Es cierto que muchas personas siguen esta regla que dice que el hombre debe ser más alto. Claro que te afecta. Quizá sea un poco más difícil lograr salir con alguien, encontrar a una muchacha que no le dé demasiada importancia. Mi esposa, por

¿HAY PASTILLAS PARA CRECER?

No, no existe una pastilla mágica para crecer. Pero los científicos ahora pueden producir una inyección con la hormona del crecimiento. La hormona del crecimiento es una sustancia química producida por el cuerpo. Ayuda a controlar nuestro crecimiento y desarrollo.

Los médicos usan la hormona del crecimiento para tratar ciertos problemas médicos. Por ejemplo, se usa para tratar a los muchachos que no producen suficiente hormona del crecimiento. Estos muchachos y muchachas son inusualmente bajos de niños. Reciben tratamiento para su problema mucho antes de la pubertad. La hormona del crecimiento también se usa para tratar a muchachos con otras enfermedades que afectan su estatura.

En el pasado, algunos médicos recetaban la hormona del crecimiento a chicos perfectamente saludables que simplemente eran bajos. Esto ya no se recomienda. La hormona del crecimiento puede acelerar el crecimiento del muchacho por un año o dos. Pero probablemente no los haga más altos de adultos. Además, la hormona del crecimiento puede causar efectos secundarios como daño al hígado. Por eso la mayoría de los médicos piensa que la hormona del crecimiento no se debe usar a no ser que exista una falta de hormona producida naturalmente o enfermedades específicas que afectan el crecimiento.

cierto, es cinco pulgadas más alta que yo y se pone tacos. No le molesta que tengamos esa diferencia de estatura. Pero va contra la regla tácita y, de hecho, la gente se nos queda viendo. En mi opinión, es su problema.

Ricardo tiene una actitud saludable sobre sí mismo. No parece preocuparse sobre lo que piensan las otras personas. Pero debemos reconocer que nuestra sociedad le da demasiada importancia a la estatura del hombre. Es verdad que muchas personas tienen prejuicios contra los hombres bajos. Probablemente sepas sobre el prejuicio racial. Quienes tienen prejuicios raciales discriminan a las personas de otro color de piel. El prejuicio contra los bajos no es tan obvio como el prejuicio racial, pero sí existe. Por ejemplo, es posible que dos hombres soliciten un trabajo. Los estudios demuestran que el hombre más alto tiene mayores probabilidades que el bajo de obtener el empleo, simplemente porque es más alto.

Ya que muchas (pero no todas) las personas tienen estos prejuicios, no es ninguna sorpresa que los hombres bajos a menudo deseen ser más altos. El hecho es que no hay mucho que puedas hacer respecto a tu estatura, pero *sí puedes* decidir cómo te sientes al respecto. Recuerda que puedes hacer todo lo que te propongas. No es necesario medir 6 pies para ser buen amigo. No hay requisitos de estatura para ser gracioso, inteligente o buen atleta. Quizá no puedas cambiar de estatura, pero ¡siempre puedes lograr tus metas!

Piensa en hombres mucho más bajos que el promedio que se hicieron estrellas famosas. Hay actores como Michael J. Fox y Tom Cruise, y el inmortal pelotero Phil Rizzuto, entre muchos otros. Pero una cosa es saberlo y otra es realmente creerlo de corazón. Sólo entonces te sentirás bien contigo mismo, independientemente de cuán bajo o alto seas.

DOLORES DEL CRECIMIENTO Y ESCOLIOSIS

¡Los dolores del crecimiento pueden ser muy molestos! No son graves, pero tampoco son divertidos. Son más comunes a los trece años, pero pueden darse a menor o mayor edad.

Los dolores no son constantes. Van y vienen. Causan un dolor sordo y profundo. A menudo se sienten detrás de la rodilla, en el muslo o a lo largo de la canilla. También pueden darse en los brazos, espalda, ingle, hombros o tobillos. Los médicos realmente no saben lo que causa estos dolores del crecimiento.

Los dolores del crecimiento usualmente no necesitan tratamiento médico. Con el tiempo desaparecen por sí solos. Hasta que eso ocurra, se logra cierto alivio con masajes, una venda caliente o un analgésico sin aspirina. Si el dolor es severo y no mejora, consulta con el médico, sólo para asegurarte de que el dolor no se deba a algo más serio.

La escoliosis es otro problema relacionado al "crecimiento". Es cuando la columna tiene una curvatura anormal. No es el tipo de curvatura hacia adelante causada por la mala postura de una persona que se encorva, sino más bien, la columna se dobla hacia la izquierda o derecha. Esto puede causar que una cadera u hombro esté más arriba que el otro. O puede que la columna se doble como una "S". A veces sobresale un hombro o el cuerpo se inclina a un lado. La escoliosis puede ser hereditaria, pero en la mayoría de los casos, no se conoce la causa.

Muchos casos son leves y sólo requieren algunos ejercicios simples. Incluso si los ejercicios no pueden corregir la curvatura en sí, pueden ayudar a aliviar el dolor provocado por el desequilibrio corporal que causa la curvatura. En algunos casos, el tratamiento puede requerir el uso temporal de un corsé. Hoy estos corsés son ligeros y menos voluminosos que en el pasado. Y se pueden usar debajo de la ropa sin que se noten. Los casos más serios requieren cirugía.

La escoliosis es más fácil de corregir cuanto más pronto se inicie el tratamiento. Lo mejor es empezar a observar si hay indicios de ello antes de que empiece la pubertad. El médico escolar realiza este examen en algunas escuelas primarias. Si tu escuela no realiza este tipo de exámenes, pídele a tu médico que te examine la columna.

Primero los pies

Creces porque el estirón de estatura hace que los huesos del pecho y las piernas se alarguen. Pero algunos huesos empiezan el estirón antes que otros. Los huesos de los pies y las manos empiezan a crecer antes que los otros huesos. Los pies alcanzan su tamaño adulto antes de que tengas estatura de adulto. Luego los huesos del antebrazo y la parte baja de la pierna comienzan a pegar un estirón. Los siguen los huesos del brazo y el muslo. El tronco es la última parte del cuerpo en alcanzar el tamaño de adulto. Cuando eso ocurra, habrás alcanzado tu estatura de adulto.

EL AUMENTO DE PESO

Durante la pubertad, vas a tener un considerable aumento de peso, porque si tu estatura aumenta, el peso aumenta. De hecho, durante la pubertad, los muchachos tienen el mayor aumento de peso en su vida. Esto se debe en parte al crecimiento de huesos y órganos internos. Y parte se debe a que los muchachos desarrollan músculos más voluminosos en este periodo.

Al igual que el estirón, el aumento de peso dura de tres a cuatro años. Luego se reduce la velocidad con que se acumulan las libras. En el curso del estirón de la pubertad, vas a subir un promedio de 45 a 55 libras. Por supuesto, que no todos somos promedio y es posible que aumentes menos o más de peso.

CAMBIOS EN LA FORMA DEL CUERPO

Si crecer se tratara sólo de volverse más grande, los adultos se verían como bebés gigantes. (Tal vez los adultos a veces *actuemos* como bebés grandes, pero no nos *vemos* como bebés gigantes.) Pero algunas partes del cuerpo crecen más que otras, de modo que la proporción del cuerpo cambia. En otras palabras, hay cambios de tamaño en ciertas partes en relación a otras.

El dibujo del hombre adulto y el bebé en la figura 24 muestra a ambos con la misma estatura. Esto facilita ver cómo cambian las proporciones del cuerpo. Por ejemplo, la cabeza del bebé es grande en comparación con las otras partes del cuerpo. Es una cuarta parte del tamaño total. Pero la cabeza del hombre es sólo un octavo de la estatura.

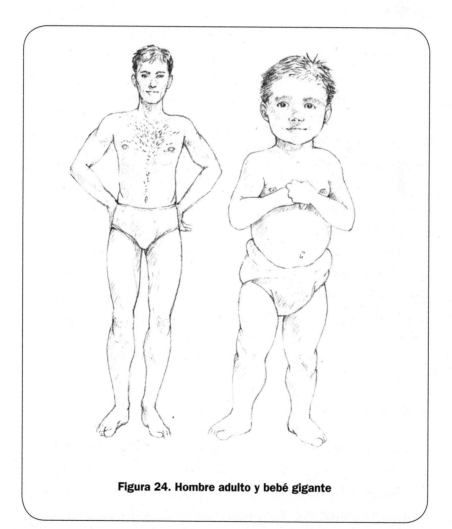

Figura 24. Hombre adulto y bebé gigante

Observa también el ancho de la cabeza en comparación con los hombros. En el bebé, la cabeza es casi tan ancha como los hombros. En el hombre, el ancho de la cabeza es mucho menor al ancho de los hombros. Además, las piernas del hombre son casi la mitad de su estatura. Las piernas del bebé son una parte mucho menor de la estatura total.

La pubertad causa cambios drásticos en las proporciones del cuerpo. Las piernas te crecen bastante durante el estirón de la pubertad. Y ya que los hombros se vuelven más anchos, las caderas parecen ser más delgadas en comparación. Los hombros también se vuelven más musculosos. De hecho, los músculos de todo el cuerpo crecen más, especialmente los de los muslos, pantorrillas y brazos. Todo el cuerpo comienza a verse menos como el cuerpo de un muchacho y más como el de un hombre.

Incluso las proporciones de la cara cambian. La parte baja de la cara se alarga. La barbilla pasa a ser más prominente. La línea del cabello retrocede y la frente se ensancha. Como resultado, la cara se te ve más larga, más angosta y menos rellena que cuando eras niño. La cara pasa a tener una apariencia más adulta.

Como te ves al espejo todos los días, estos cambios no son tan obvios para ti, pero si miras las fotos de los anuarios escolares de los últimos años, verás el cambio. Por supuesto que en algunos muchachos los cambios en la cara son más evidentes que en otros.

EL AUMENTO DE FUERZA

La fuerza de un muchacho aumenta durante la pubertad. Es durante este periodo que los chicos pasan a ser más fuertes que las chicas. Usualmente, a los dieciséis, un muchacho es dos veces más fuerte de lo que era a los doce.

Parte de este aumento de fuerza se debe al incremento en el tamaño de los músculos. Los músculos crecen más durante el aumento de peso que experimentas en la pubertad. De hecho, gran parte del aumento de peso de los chicos se debe a mayor cantidad de tejido muscular.

Sin embargo, el tamaño de los músculos, de por sí, no explica del todo el aumento de fuerza de los muchachos. Éste se debe, en gran parte, a la testosterona.

La testosterona es una hormona producida en los testículos. Durante la pubertad, un muchacho comienza a producir una mayor cantidad de esta hormona. La testosterona causa el crecimiento del pene, el vello facial, el vello púbico, otro vello corporal y muchos otros cambios en la pubertad. De hecho, es lo que causa el aumento de tejido muscular para comenzar.

La testosterona también causa cambios en las fibras de los músculos. Altera cómo funcionan los músculos y aumenta su fuerza. La testosterona no sólo hace que los músculos crezcan, ¡también hace que funcionen mejor!

El aumento de fuerza no sucede de inmediato. Primero, los músculos aumentan de tamaño. El aumento de fuerza le sigue unos meses más tarde.

Usualmente el aumento de fuerza sucede más adelante en la pubertad. Llega después del periodo de crecimiento y aumento de peso más acelerado. Los órganos sexuales generalmente están bastante desarrollados para entonces. El aumento de fuerza continúa después de la pubertad y hasta los veintitantos años.

Tipos corporales básicos

No todos los chicos del mismo peso tienen la misma fuerza. Algunos muchachos pueden ser más fuertes porque están en mejor forma o hacen más ejercicio. Pero, independientemente de cuánto ejercicio hacen, algunos chicos nunca serán tan fuertes como otros. La diferencia tiene que ver con el tipo básico de cuerpo.

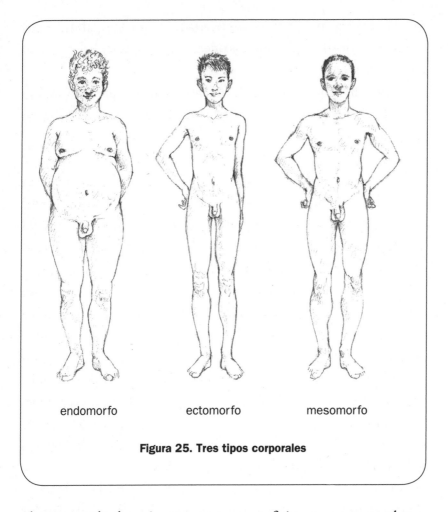

endomorfo   ectomorfo   mesomorfo

Figura 25. Tres tipos corporales

Algunos muchachos piensan que no son suficientemente musculosos. O creen que tienen sobrepeso cuando no es así. No comprenden que hay diferentes tipos corporales. Hay tres tipos corporales básicos. (Ver figura 25.)

- ENDOMORFOS: tendencia a cuerpos más redondeados con más grasa corporal y curvas suaves.

- ECTOMORFOS: tendencia a cuerpos delgados, angulares y con menos curvas.

• MESOMORFOS: tendencia a cuerpos más musculosos, con hombros anchos y caderas relativamente angostas.

Si tienes un cuerpo endomorfo, es importante que sepas que va a ser más redondeado. Puede que estés en forma, pero te verás menos musculoso que tus amigos o compañeros de clase que son mesomorfos. Libra por libra, los mesomorfos tienen más tejido muscular que los endomorfos o ectomorfos.

Los apuestos modelos en las revistas y la televisión tienen un tipo de cuerpo más musculoso que el tuyo. Si ése es el caso, nunca podrás realmente verte como ellos. No importa cuánto ejercicio hagas. Antes de llegar a la conclusión de que no eres suficientemente musculoso, toma en cuenta tu tipo básico de cuerpo.

En cierta medida, puedes cambiar la forma de tu cuerpo con dieta y ejercicio. Si eres delgado, puedes aumentar de peso. Si eres gordo, puedes hacer dieta y ejercicio para perder parte del tejido graso del cuerpo. Una vez que estés produciendo suficiente testosterona, puedes desarrollar músculos haciendo pesas. (Pero lee la siguiente sección, "Levantar pesas", antes de correr a levantar 250 libras.) Recuerda que tienes una forma básica de cuerpo que no se puede cambiar, sea cual fuere la cantidad de ejercicio que hagas.

Levantar pesas

Levantar pesas significa hacer ejercicio con aparatos de culturismo y pesas. Este tipo de ejercicio también se llama entrenamiento de fuerza. Como cualquier forma de ejercicio, tiene todo tipo de beneficios. (¡Especialmente para muchos de nosotros que somos adictos a la tele!) Si estás pensando en comenzar a levantar pesas, creemos que es ¡una magnífica idea!

Pero (sabías que venía un pero, ¿verdad?) no esperes que te salgan músculos enormes hasta que alcances las etapas posteriores de la

ESTEROIDES

Los esteroides son un tipo de hormonas producidas por el cuerpo. La testosterona es un ejemplo de hormona esteroide. A mediados de los años cincuenta, se crearon los esteroides sintéticos para su uso en el tratamiento del cáncer y otras enfermedades serias.

Algunos muchachos y hombres también toman estas sustancias para hacer que el cuerpo desarrolle músculos voluminosos. Pero los esteroides pueden ser peligrosos, especialmente durante la pubertad. Pueden impedir el crecimiento normal del cuerpo. También hacen que los testículos se encojan y los pechos crezcan. Y causan mal humor, conducta violenta (conocida como "rabia de esteroide") y otros problemas mentales. A largo plazo, los esteroides pueden aumentar el riesgo de que la persona tenga ataques al corazón o cáncer del hígado.

Los esteroides pueden ser adictivos, lo que hace que sea difícil que la persona deje de usarlos. Debido a todos estos problemas médicos, a los atletas en las grandes competencias, como las Olimpiadas, se les hacen pruebas de consumo de esteroides y se les descalifica si las pruebas indican que han consumido dichas drogas. Los esteroides simplemente no son buena idea. Si realmente quieres desarrollar músculos, puedes obtener buenos resultados de manera segura con el debido ejercicio.

pubertad. Simplemente no puedes sacar mucho músculo si el cuerpo todavía no produce suficiente testosterona.

Además, asegúrate de levantar pesas de manera correcta. De otro modo, podrías lesionarte seriamente e incluso disminuir tu crecimiento. El motivo es el siguiente: durante el estirón, los huesos más largos de los brazos y piernas crecen mucho. El crecimiento se produce en los extremos de estos huesos largos. La parte del hueso que crece es blanda y susceptible a lesiones. Los accidentes u otros tipos de lesiones pueden dañar esta parte blanda o separarla del resto del hueso. Como resultado, se puede impedir el crecimiento o hacer que no sea parejo. La pierna o el brazo lesionado puede, por ejemplo, terminar siendo más corto que el otro.

Durante el estirón, los huesos te crecen más rápido que nunca. También puedes lesionarte donde los músculos se unen a la parte del hueso que crece. Esto es menos serio que las separaciones y fracturas, pero a menudo requiere tratamiento médico.

Debido a los riesgos, sólo se debe levantar pesas en un programa debidamente supervisado. (Nunca levantes pesas solo.) Antes de comenzar cualquier programa de ejercicio, habla con tu médico sobre el tipo e intensidad de ejercicio que es seguro para ti, en tu etapa de desarrollo. Luego crea un programa específico de entrenamiento con tu entrenador o instructor. Siempre sigue las pautas de tu médico y entrenador.

CÓMO CUIDAR TU CUERPO

Comer bien y hacer ejercicio

Para crecer, el cuerpo necesita cantidades suficientes de muchos nutrientes diferentes. Para conseguir todos los nutrientes que necesitas, debes comer una variedad de alimentos de cada grupo alimenticio: granos, verduras, frutas, leche, carne y frijoles. ¿Qué y cuánto debes comer de cada grupo alimenticio? La respuesta no es la misma para todos. Depende de tu edad y nivel de actividad. Averigua la cantidad correcta para ti. Visita el sitio www.mypyramid.gov/kids. Mira el margen izquierdo de la pantalla donde hay una lista de temas. Entra en "My Pyramid Plan". En la próxima pantalla pon tu edad, sexo y nivel de actividad física. Luego pulsa "enviar". La siguiente pantalla te dice lo que debes comer de cada tipo de alimento.

Los huesos se vuelven más gruesos y fuertes durante la pubertad. Para crecer debidamente, necesitan muchos minerales, como calcio y zinc. El cuerpo también necesita vitaminas, como la vitamina D, para llevar calcio a los huesos. La insuficiencia de estos minerales y vitaminas puede impedir tu crecimiento y dañar los huesos permanentemente.

De hecho, cuando se trata de los huesos, la pubertad es prácticamente el periodo más importante de la vida. Durante la pubertad, desarrollas la estructura ósea que te dará soporte el resto de tu vida. Con la edad, como parte natural del proceso de envejecimiento, los huesos se debilitan. Durante la pubertad estás produciendo "depósitos" en el "banco de huesos". Posteriormente en la vida, debes recurrir a esos depósitos que creaste cuando eras más joven. Si no desarrollas huesos fuertes durante la pubertad, puedes tener problemas más adelante.

Los estudios muestran que los chicos tienden a consumir sólo la mitad del calcio que necesitan en su dieta. Los médicos y funcionarios de salud están preocupados sobre los efectos a largo plazo. Para evitar problemas en el futuro, asegúrate de consumir suficiente calcio en tu dieta. Los alimentos ricos en calcio incluyen leche descremada, leche de soya, cereales y jugo de naranja enriquecidos con calcio, además de yogur, queso, otros productos lácteos, brócoli, col rizada, vainitas y tofu. Los adolescentes deben consumir por lo menos 1.300 miligramos de calcio al día. Un vaso de ocho onzas de leche descremada enriquecida contiene 300 miligramos. El jugo de naranja enriquecido contiene más o menos la misma cantidad que la leche descremada enriquecida. (Es fácil saber cuáles productos están enriquecidos con calcio porque los paquetes usualmente lo anuncian en letras muy grandes.) Si no puedes tomar leche o no te gusta, debes pedirle a tu médico un suplemento vitamínico para que no dejes de ingerir el importantísimo calcio.

Ejercicio

Además de comer lo correcto, todos necesitamos hacer ejercicio con regularidad. Debido a que el corazón y los pulmones se agrandan durante la pubertad, tu cuerpo puede tolerar más ejercicio. Y lo *necesita*. El ejercicio te ayuda a lograr el peso ideal. De hecho, la falta de ejercicio es la causa más importante del sobrepeso. Tal vez es incluso más importante que el exceso de comida, aunque ambos suelen ir de la mano.

Pero el ejercicio es más que una manera de desarrollar músculos y adelgazar. El ejercicio te fortalece el corazón, aumenta tu nivel de energía y envía más oxígeno a todas partes del cuerpo.

El ejercicio también ayuda a depositar calcio en los huesos. Esto es especialmente importante durante la adolescencia. Recuerda: éste es el momento en que se está formando la masa ósea que te sostendrá el resto de tu vida.

La participación en deportes de equipo puede ser una fuente excelente de ejercicio. Es posible que tu escuela requiera un examen médico antes de que puedas participar en un programa de deportes. Si no es así, debes consultar con tu propio médico. Lo más probable es que diga que puedes participar plenamente en el deporte. Pero si hay alguna restricción en lo que puedes hacer, es bueno averiguarlo antes de comenzar.

Como dijimos anteriormente, la pubertad es un periodo en que los huesos en crecimiento son susceptibles a lesionarse. Otros atletas enfrentan los mismos riesgos que los muchachos que levantan pesas. Si cualquier aspecto repetitivo de tu actividad deportiva (como lanzar la pelota o correr) te causa dolor, convérsalo con tu entrenador o médico. Es posible que simplemente necesites cambiar tu programa de entrenamiento. Recuerda, es importante ser cuidadoso con tu cuerpo en crecimiento.

Tabaco, bebidas alcohólicas y otras drogas

No puedes desarrollar un cuerpo sano si consumes drogas, bebidas alcohólicas o tabaco. Probablemente ya hayas aprendido en la escuela sobre los peligros de estas sustancias. Es especialmente importante evitarlas durante la pubertad, cuando el cuerpo está creciendo. Las bebidas alcohólicas, por ejemplo, impiden que el cuerpo absorba el calcio y zinc que necesitas para desarrollar huesos fuertes.

Puede que tus compañeros te presionen mucho para que consumas tabaco, drogas o bebidas alcohólicas. Además de la presión de tu grupo, también debes resistir los esfuerzos de los publicistas para que consumas bebidas alcohólicas o tabaco.

Probablemente has escuchado que el tabaco es adictivo. Puede ser muy difícil dejar de fumar si ya has empezado. Lo más probable es que sepas que la mayoría de los fumadores empieza en la adolescencia. Entonces no nos debe sorprender que las grandes compañías de tabaco orienten tanta publicidad a la juventud. Desde su punto de vista, estos años son los más importantes. Ellos tienen las mayores probabilidades de convertirte en fumador de por vida a esta edad.

Los estudios demuestran que la gente que tiene un estilo de vida saludable durante la adolescencia será sana el resto de su vida. La clave para un estilo de vida sano es no consumir bebidas alcohólicas, tabaco ni drogas, y además comer bien y hacer ejercicio con regularidad.

SATISFACCIÓN CON TU APARIENCIA

En nuestra opinión, un cuerpo sano es un cuerpo bueno. Sería estupendo que todos pudiéramos estar contentos con nuestro cuerpo y decir: "Me gusta cómo me veo". Pero vivimos en una sociedad donde la competencia es el pan de cada día. La gente compite, las compañías compiten, incluso los países compiten. Siempre nos estamos comparando y compitiendo para ver quién es mejor. ¿Pero quién decide qué es lo mejor?

La mayoría de nuestras ideas de quién tiene "el mejor" cuerpo masculino o "el más atractivo" viene de las imágenes que vemos en revistas y cartelones, en la televisión y películas. Actualmente en Estados Unidos, estas imágenes generalmente muestran hombres altos con músculos prominentes. Por lo general son apuestos, tienen facciones convencionales, cintura delgada, traseros pequeños, pecho ancho y rostros libres de granos. Como quizá hayas notado, la mayoría de los hombres realmente no se ve así.

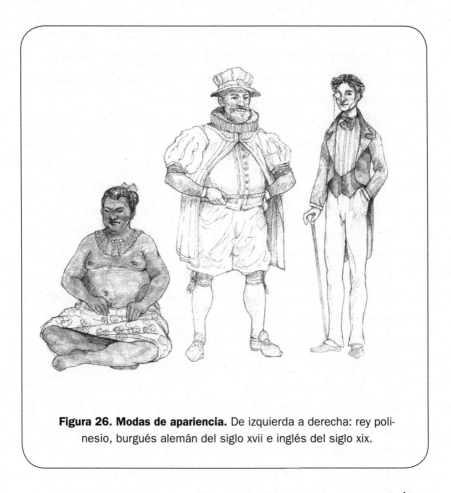

Figura 26. Modas de apariencia. De izquierda a derecha: rey polinesio, burgués alemán del siglo xvii e inglés del siglo xix.

Pero ésa no es la impresión que dan los medios de prensa. Éstos nos bombardean constantemente con imágenes de hombres altos, musculosos y apuestos. Te pueden hacer sentir que, por algún motivo, hay algo malo con tu cuerpo. Si no te ves como estos hombres, puede que no estés contento con tu apariencia. Al fin y al cabo, éstos son los héroes de las películas. Son los que atraen a las muchachas. Tienen éxito. ¿Qué les dice eso a los varones que no son altos, musculosos o guapos de esa manera en particular? Con todas estas imágenes de "tipazos", es fácil comenzar a pensar que este tipo de cuerpo en reali-dad *es* mejor o más atractivo. Si a veces piensas así, ayuda mucho recordar que estos cuerpos parecen más deseables sólo porque están

de moda. Y lo que está de moda depende de nuestra cultura en particular y nuestra época en particular. Que estén de moda no hace que
un par de *jeans* sea "mejor" que otro. Que esté de moda tampoco hace
que un tipo de cuerpo sea mejor que otro.

También ayuda pensar sobre los cambios de la moda y las variaciones de cultura a cultura. Los dibujos que ves en la figura 26 muestran cuerpos que han estado de moda en otros tiempos y otras cultu-
ras. El primer dibujo es de un rey polinesio. A la mayoría de la gente
en nuestra sociedad le parecería demasiado gordo, pero en su cultura
se le considera un hombre de muy buena apariencia. Consideran que
su enorme barriga es una señal de masculinidad. El alemán del siglo
XVII en el segundo dibujo también sería considerado rechoncho con-
forme a nuestros estándares. Sin embargo, en su época, se consideraba
atractivo ese peso, señal de su éxito y prosperidad. El tercer hombre es
un inglés del siglo XIX. Su cuerpo delgado y angosto parece frágil en
comparación con el cuerpo musculoso que está de moda ahora. Sin
embargo, en ésa época en Inglaterra, era el tipo de hombre por el que
las mujeres se desmayaban. De hecho, en aquel entonces, puede que
uno de los guapos de nuestros tiempos modernos habría sido considerado un verdadero monstruo.

También ayuda recordar que no todos están de acuerdo o siguen
la moda del día. Por ejemplo, hay muchas mujeres a las que les parecen horrendos los hombres con enormes músculos por todas partes.
Muchas mujeres prefieren a los hombres delgados. Y para la mayoría
de las personas, lo que verdaderamente cuenta no es el tipo de cuerpo
que tienes sino el tipo de persona que eres.

Una parte importante de madurar es desarrollar amor propio y
aprecio por tu cuerpo, aunque no se ajuste a lo que dicte la moda.
También es una parte importante de ser atractivo, porque si aprendes
a apreciarte, la gente te apreciará también. Y no importará en lo más
mínimo si tienes o no el mejor cuerpo o el más atractivo. Te lo garantizamos.

5.

GRANOS, TRASPIRACIÓN, VELLO CORPORAL, AFEITARSE Y OTROS CAMBIOS

En primer lugar, queremos señalar que este capítulo no es todo sobre cosas negativas. Al fin y al cabo, abarca afeitarse y el crecimiento de vello facial y corporal. A los muchachos, en su mayoría, les emociona por lo menos un poco comenzar a afeitarse. Que les salgan vellos en el pecho y en otras partes del cuerpo son también eventos importantes y "viriles". Pero debemos admitir que gran parte de este capítulo trata sobre los aspectos negativos de la pubertad: el olor corporal y los granos, los gallos en la voz e incluso la hinchazón de los pechos: ¡Puaj! Esto no es divertido para nadie. Con el tiempo, hemos visto que muchos chicos están felices de empezar la pubertad. No ven la hora de tener músculos más fuertes y comenzar a afeitarse. Pero hasta ahora no hemos conocido a ningún chico que "no vea la hora" de tener su primer grano.

Los barros, el olor corporal, los gallos en la voz y los cambios en los pechos son aspectos poco simpáticos de la pubertad. No vamos a tratar de decirte lo contrario. En vez, te vamos a dar información exacta para que sepas lo que va a suceder. Y no nos limitaremos a eso. También te daremos algunos consejos sobre cómo hacerles frente. Te hablaremos sobre tratamientos para el acné y cómo lidiar con el olor corporal. O sea que ten paciencia. La parte negativa realmente no es tan terrible. Y recuerda que crecer también tiene aspectos positivos. (Ver recuadro en la página 117 sobre las ventajas de la pubertad.)

VELLO CORPORAL Y AXILAR

Durante la pubertad, te comienza a salir pelo donde nunca antes. Te salen vellos púbicos, axilares y faciales. Puede que también te crezcan vellos más oscuros en los brazos y piernas. También te pueden salir vellos en el pecho y otras partes.

El vello axilar puede comenzar a crecer en cualquier momento durante la pubertad. A la mayoría de los chicos le sale vello púbico antes de que les comiencen a salir vellos en las axilas. En promedio, los muchachos empiezan a tener vello axilar un año o dos después de que aparecen los primeros vellos púbicos.

Puede que también te comience a salir vello en el pecho. A algunos muchachos les salen vellos en los hombros, la espalda o las nalgas. A algunos les sale en las manos. Algunos chicos pasan a ser bastante peludos; otros tienen muy poco vello en el cuerpo.

Una cuestión peliaguda

¿Cuán peludo vas a ser? Los muchachos generalmente siguen los pasos de los varones en su familia cuando se trata de vello en el cuerpo. Si los hombres en tu familia tienden a tener mucho vello corporal, tú probablemente también lo tengas. Si tienden a ser lampiños, es probable que no tengas mucho vello tampoco. Nuevamente, ésta no es una regla rígida. Pero la cantidad (o falta) de vello tiende a ser cuestión de familia.

Así como hay muchos mitos sobre el tamaño del pene, también hay muchos mitos sobre el vello corporal. Algunas personas creen que los hombres con mucho vello en el cuerpo son más masculinos que otros hombres. Esto es una tontería. El vello corporal (o falta de él) no tiene nada que ver con cuán hombre eres. A algunas personas (hombres y mujeres) les parece atractivo mucho vello corporal. Otros prefieren un cuerpo más suave, menos peludo. Pero para la mayoría de las personas, no importa mucho, ya sea de una manera u otra. Si estás preocupado sobre la cantidad de vello corporal que tendrás, no debes inquietarte. Para comenzar, no logras nada con preocuparte. Además, ¿qué tipo de persona decide quién le gusta en base al vello corporal?

VELLO FACIAL

A medida que un muchacho pasa por la pubertad, también comienza a salirle vello en la cara. El bigote, las patillas y la barba se comienzan a desarrollar. Por lo general, los primeros vellos faciales no aparecen hasta que los órganos sexuales del muchacho están bastante desarrollados. Generalmente aparecen cuando está en la etapa 4 del desarrollo genital (Ver figura 13 en la página 37). Al muchacho promedio le comienzan a salir vellos faciales entre la edad de catorce y dieciséis.

Algunos chicos, sin embargo, notan estos vellos antes. A otros no les salen hasta que tienen diecinueve o veinte.

Generalmente, los primeros vellos faciales salen en los extremos del labio superior. Al comienzo hay pocos y probablemente no son muy oscuros. Con la edad, se oscurecen y hay más de ellos. El bigote se comienza a llenar gradualmente, desde los extremos hasta el medio del labio. A medida que se llena el bigote, generalmente comienza a salir en la parte alta de las mejillas. Las patillas y el vello debajo del centro del labio inferior también comienzan a salir entonces.

A medida que continúas creciendo, el vello facial sigue volviéndose más abundante y oscuro. Es posible que la barba y bigote sean del mismo color que el cabello de la cabeza o puede que sean de diferente color. Quizá descubras que para los dieciocho años, la barba y el bigote ya alcanzaron su pleno espesor y grosor. Sin embargo, a muchos hombres les sigue saliendo vello facial después de los veinte años. Es posible que un adolescente con poco vello facial, para cuando tenga treinta años, le haya salido una espesa barba o bigote y patillas tupidos.

Afeitarse

Algunos hombres adultos se afeitan todos los días. Quienes tienen barbas espesas y de rápido crecimiento quizá se afeiten incluso dos veces al día. Otros dejan que les crezcan bigote, patillas o barba. Es un asunto personal, cuestión de gusto individual.

Los hombres con los que charlamos hablaron de afeitarse los primeros vellos faciales. Algunos decidieron dejarse bigote o barba más adelante en la vida. Un hombre con bigote nos dijo:

> Ya no me afeito. Cuando era más joven lo hacía porque tenía cuatro pelos. Se veía patético, un poco descuidado. No parecía un verdadero bigote.
>
> —FELIPE, 30 AÑOS

Otro hombre dijo:

Ya no me afeito. Simplemente me da flojera afeitarme todos los días. Cuando me salieron las primeras pelusas, me afeitaba todos los días religiosamente. Era cuestión de ser macho. No sé si sea cierto o no, pero también había oído que mientras más te afeitas, más rápido te sale el bigote y la barba.

—EDUARDO, 36 AÑOS

A muchos chicos con los que hablamos les emocionaba afeitarse y lo consideraban como señal de que estaban creciendo. Muchos chicos deseaban tener tanto vello facial como algunos de sus amigos. Un hombre me contó algo gracioso al respecto:

Paraba con mi primo Alberto y sus amigos, quienes tenían veintitantos. Yo tenía unos diecinueve. Alberto tenía carro… por lo que era realmente emocionante para mí pasar el tiempo con estos chicos mayores. Quería verme de la misma edad que ellos,

¿ES VERDAD QUE VUELVE A CRECER MÁS OSCURO Y GRUESO?

No, afeitarte no hace que el vello te vuelva a crecer más grueso ni más oscuro. Pero puede que así parezca.

Los vellos son más delgados en la punta. El vello es más fino al extremo que al medio o en la raíz. La rasuradora corta el vello por la mitad. (Ver figura 27.)

Si nunca te has afeitado, lo que se ve sobre la superficie de la piel es la punta más fina y delgada del vello. Una vez que te afeitas, desaparece esta punta fina y todo lo que ves es la parte más gruesa del vello.

entonces tomé el lápiz de cejas de mi madre y me pinté un bigote, tú sabes, para verme mayor.

Entonces, fuimos a un baile y luego estaba besando a una chica en el asiento trasero del auto de Alberto, y mi bigote le manchó toda la cara. ¡Imagínate lo vergonzoso que fue! ¡Pensé que nunca dejarían de burlarse de mí!

—CARLOS, 67 AÑOS

Obtener su primera rasuradora es un gran acontecimiento para algunos muchachos. Algunos se compran su propia rasuradora. Otros la reciben como regalo. Algunos usan la de su padre primero.

Cuando me comencé a afeitar, no le dije nada a nadie. No quería comprar [una rasuradora] y simplemente dejarla en el baño porque sabía que mi familia me tomaría el pelo hasta el cansancio al respecto. En realidad, no tenía mucho que afeitarme. Por eso, simplemente usé la navaja de mi papá.

Mis hermanas habían comenzado a afeitarse las piernas y estaban usando la navaja de mi papá también. "Él se molestaba mucho porque cuando se afeitaba el rostro, la cuchilla estaba sin

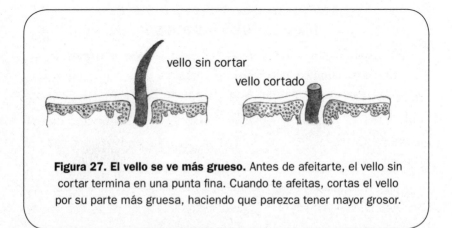

vello sin cortar

vello cortado

Figura 27. El vello se ve más grueso. Antes de afeitarte, el vello sin cortar termina en una punta fina. Cuando te afeitas, cortas el vello por su parte más gruesa, haciendo que parezca tener mayor grosor.

filo y quiñada porque mis hermanas y yo usábamos la rasuradora todo el tiempo. Se cortaba toda la cara y comenzaba a gritar, "¿Quién ha estado usando mi navaja?" Mis hermanas y yo decíamos, "¡Yo no, yo no!" Finalmente nos compró a todos rasuradoras y nos dijo, "Si vuelven a usar mi navaja, los mato".

—SAMUEL, 35 AÑOS

Navajas y máquinas de afeitar: Guía para los compradores

Tienes una opción entre cuchillas de afeitar o rasuradoras eléctricas. Algunos hombres prefieren la conveniencia de las eléctricas. Las inalámbricas son particularmente populares. Hay dos tipos de rasuradoras eléctricas: de navaja y rotatoria.

Las rasuradoras eléctricas no requieren crema de afeitar. No tienes que cambiarle la cuchilla. Son fáciles de trasportar. También es menos probable que te cortes con una eléctrica. Pero una buena rasuradora eléctrica no es barata. Cuestan desde $30 hasta $100. Y no te afeitan tan al ras como una cuchilla.

La mayoría de los hombres usa rasuradoras de cuchilla. Los dos tipos más comunes son las descartables y las de cartucho. Con el primer tipo, arrojas a la basura la rasuradora cuando la cuchilla pierde filo. Con el segundo tipo, arrojas a la basura el cartucho con la cuchilla, pero conservas el resto de la rasuradora para usarla con un nuevo cartucho. Los hombres por lo general prefieren las de cartucho.

También tienes la opción de una o múltiples cuchillas. Probablemente, prefieras el corte más al ras con una rasuradora de doble o triple cuchilla. Muchas rasuradoras tienen cabezales que se mueven o cuchillas flexibles. Estas características permiten que te afeites más al ras y reducen las probabilidades de que te cortes.

Hay más probabilidades de que las rasuradoras de múltiple cuchilla causen irritación. Si tienes tendencia a la irritación, puede que quieras usar una rasuradora eléctrica. (Ver las páginas 111 y 112 para más información sobre la irritación).

Quizá sea bueno que hables con tu papá u otro hombre en el que confíes para averiguar qué recomienda.

Consejos para afeitarte con rasuradoras de cuchilla

Estos consejos te ayudarán a conseguir una afeitada al ras sin cortarte.

- ASEGÚRATE DE QUE LAS CUCHILLAS ESTÉN LIMPIAS, CON FILO Y SIN GRIETAS. Cambia las cuchillas cada cuatro o cinco afeitadas. Una cuchilla sin filo te raspará y arañará la piel. Esto causa una dolorosa inflamación dermatológica (ronchas) que se llama irritación por afeitado. Si se te cae la rasuradora, esto puede causar grietas difíciles de ver. Así que arroja a la basura la rasuradora que se te cayó.

- MOJA PRIMERO EL VELLO. Espera tres minutos hasta que el vello se moje bien. El agua tibia dilata y suaviza el vello, que se vuelve más fácil de cortar, y la rasuradora raspa menos. Muchos hombres se afeitan después de ducharse. El agua caliente y vapor logran suavizar la barba. El vello más duro es el del bigote y la barbilla. Si los dejas para el final al afeitarte, el agua tendrá más tiempo de suavizarlos.

- USA CREMA O GEL DE AFEITAR, NO JABÓN. Las cremas o geles hacen que la rasuradora raspe menos la piel. También suavizan el vello. El jabón les quita filo a las cuchillas y endurece el vello, lo que dificulta el afeitado.

- TEN CUIDADO Y ENJUAGA LA ZONA CON FRECUENCIA. No te afeites apresuradamente. No aprietes la rasuradora demasiado. Trata de que la rasuradora no pase dos veces por la misma zona. Enjuaga la rasuradora con frecuencia para mantener las cuchillas libres de vellos.

- **AFEITA EN LA DIRECCIÓN CORRECTA.** Si te afeitas en la dirección contraria al crecimiento del vello, consigues un afeitado más al ras. Sin embargo, tu piel sufre menos si afeitas en la dirección del crecimiento del vello. En la mayor parte de la cara, te puedes afeitar hacia abajo, en el sentido que crecen los vellos. Pero algunos hombres se afeitan debajo de la barbilla hacia arriba, en contra del sentido que crece el pelo. Nunca te afeites en contra si eres susceptible a la irritación. (Ver la página 111 y la figura 30 en la página 112.)

- **ENJUÁGATE CON AGUA FRÍA Y SÉCATE CON GOLPECITOS SUAVES.** Si usas agua fría al enjuagarte, se cierran los poros y la piel se refresca. Al secarte, no te frotes y más bien sécate a golpecitos. Puedes usar loción de afeitar. Evita las lociones de afeitar con alcohol. Pueden irritar la piel.

- **JAMÁS PRESTES TU RASURADORA, NI USES RASURADORA AJENA.** No compartas rasuradoras. Corres el riesgo de contraer infecciones.

- **CUANDO SE TE IRRITE LA PIEL, CÚRATE PRONTO.** Si se te irrita la piel después de afeitarte, usa peróxido de benzoílo de 2,5% a 5%.

Consejos para afeitarte con rasuradoras eléctricas

Estos consejos te ayudarán a afeitarte mejor con una rasuradora eléctrica.

- **AFÉITATE CUANDO TENGAS LA CARA SECA.**

- **SÉ SUAVE.** No te aprietes la cara con la afeitadora. Presionar mucho no va a hacer que te afeites más al ras. Mueve el tipo de navaja rotatoria en círculo y la de metal de arriba a abajo.

• LIMPIA LOS CABEZALES. Sigue las instrucciones del fabricante. Si usas una rasuradora rotatoria, probablemente sea bueno limpiarla cada mes o dos meses. Con una de navaja, sácala y sacúdela para que se caigan los pelitos cada vez que termines de afeitarte.

TRASPIRACIÓN Y OLOR CORPORAL

Si subes y bajas las escaleras corriendo diez veces seguidas o si es un caluroso día de verano, ¿qué sucede? Traspiras, por supuesto. Cuando aumenta la temperatura o haces ejercicio, las glándulas sudoríparas entran en acción. Secretan sudor. Las glándulas sudoríparas también son sensibles al estrés, temor y otras emociones fuertes.

Tienes millones de glándulas sudoríparas. Están en casi cada pulgada de piel del cuerpo. Su función es producir traspiración para evitar que la temperatura corporal aumente demasiado. El sudor es 99% agua, con un poco de sal. El agua se evapora rápidamente, y el cuerpo se enfría. Y la sal de la traspiración ayuda a captar más agua del cuerpo.

Durante la pubertad, la producción de las glándulas sudoríparas aumenta, y por primera vez se activan las glándulas sudoríparas de las axilas y la zona genital. Esto significa que traspiras más y en más lugares. Puede que notes traspiración en la frente, el labio superior, el cuello y el pecho cuando haces ejercicio. Por otro lado, si sientes temor o preocupación, esto usualmente causa que te traspiren las axilas, palmas de las manos y plantas de los pies. Incluso si no sientes miedo ni estrés, puede que traspires mucho en esas zonas. La razón: Estas zonas tienen más glándulas sudoríparas que otras partes del cuerpo.

El olor corporal también te cambia durante la pubertad. El sudor, por sí solo, no tiene mal olor. Casi no huele a nada. Pero las bacterias que viven en la piel de las personas descomponen la traspiración, y esto causa el mal olor. Estas bacterias prefieren el sudor de las glándulas especiales de las axilas y la zona genital que se activan en la pubertad. La mayor parte del olor corporal viene de las axilas. Aquí están las glándulas especiales que prefieren las bacterias, como también las condiciones perfectas de humedad y calor para producir más bacterias. Y el sudor realmente puede oler mal cuando las bacterias tienen suficiente tiempo para descomponerlo.

Cómo controlar la traspiración y el mal olor

La traspiración y los cambios en el olor corporal que se producen en la pubertad son naturales y saludables. Es parte de crecer. De todos modos, algunos jovencitos se preocupan del olor y la traspiración. Esto no nos sorprende. Las compañías gastan millones de dólares en comerciales televisivos y anuncios en revistas para promover nuestra preocupación acerca del olor corporal y la traspiración.

¡No permitas que te hagan sentir incómodo con tu cuerpo! La traspiración es buena para la salud. Controla el exceso de temperatura en el cuerpo. También es una manera en que el cuerpo elimina toxinas. Sin embargo, no tienes por qué oler mal si traspiras mucho.

Es fácil mantener un olor corporal limpio y fresco. A continuación, unos consejos.

- BÁÑATE O DÚCHATE CON REGULARIDAD. Si te aseas a diario, eliminas las bacterias que causan mal olor. Es especialmente importante lavarte las axilas y el área genital.

- USA JABÓN ANTIBACTERIAL EN LAS AXILAS. Los estudios muestran que estos jabones pueden controlar las bacterias hasta por dieciséis horas.

- PONTE ROPA FRESCA Y RECIÉN LAVADA. Las bacterias que causan el mal olor se impregnan en las prendas de vestir. Mantén tu ropa limpia.

- PONTE ROPA QUE "RESPIRA". Si traspiras bastante, intenta

usar ropa interior 100% de algodón. Este material es más absorbente y permite que circule el aire, lo cual te mantendrá más seco.

Desodorantes y antisudorales

Si te molesta el olor o la cantidad de traspiración en las axilas, tal vez quieras usar un desodorante o antisudoral. Muchos desodorantes cubren el olor corporal con su fragancia. Otros también combaten las bacterias que causan el mal olor. Los antisudorales reducen la traspiración y te mantienen seco. La mayoría de los desodorantes contiene antisudorales.

Estos productos vienen en forma de rociador, barra, gel, crema, loción y aplicadores de bolita. Algunos son perfumados, otros no. Algunos dicen ser especialmente formulados para hombres, pero en realidad no hay mucha diferencia entre un desodorante para hombre y uno para mujer.

Los antisudorales contienen alguna forma de aluminio. Algunos expertos creen que la más mínima cantidad de aluminio que entre en el cuerpo es nociva. Otros dicen exactamente lo contrario. El gobierno concuerda con los que dicen que no es perjudicial. Si te preocupa esto, usa un desodorante sin aluminio. O si sientes que necesitas un antisudoral, usa uno con sulfato de aluminio tamponado, que no se absorbe fácilmente más allá de las capas exteriores de la piel.

Cualquiera sea el producto que decidas usar, lee las instrucciones. Algunos productos deben ser aplicados inmediatamente después del baño, cuando la piel todavía está húmeda. La humedad activa los ingredientes que combaten las bacterias y la traspiración. Otros productos funcionan mejor si los usas al acostarte en lugar de usarlos a primera hora de la mañana. Si traspiras mucho, trata de usar un antisudoral a la hora de acostarte y también cuando te vistes en la mañana.

GRANOS Y ACNÉ

Las espinillas son una realidad para la mayoría de los muchachos durante la pubertad. Las glándulas sebáceas de la piel se activan, o más bien, se vuelven demasiado activas. La grasa adicional a menudo queda atrapada en poros bloqueados. El resultado puede ser una cara llena de granos. A veces, las cosas empeoran aun más. Terminas con un caso de acné generalizado.

¿Qué causa el acné?

El acné es el término que los médicos utilizan para las espinillas, granos y barros blancos o negros. Todos estos problemas dermatológicos reciben el nombre médico de acné y tienen su origen en glándulas sebáceas y poros obstruidos.

Tenemos glándulas sebáceas en todo el cuerpo. Son más numerosas en la cara, cuello, pecho y espalda. Aquí también el acné se manifiesta con mayor probabilidad.

La figura 28 muestra un folículo piloso y una glándula sebácea. Los folículos pilosos, de donde salen los vellos, están debajo de la superficie de la piel. Cada vello del cuerpo tiene su propio folículo. En la parte inferior de cada folículo hay una glándula sebácea. Estas glándulas producen una grasa llamada sebo. El sebo fluye de la glándula y sale por el conducto del folículo a lo largo del vello. Sale por el poro, una abertura en la superficie de la piel. El flujo de sebo limpia las paredes del folículo piloso de células muertas.

La pubertad afecta los folículos pilosos y las glándulas sebáceas de varias maneras. Las glándulas producen más sebo que antes. Hay más células muertas en las paredes de los folículos pilosos. Las células muertas también tienden a pegarse unas a otras más que antes de la pubertad. Estos grupos de células pegajosas forman un tapón que obstruye el poro.

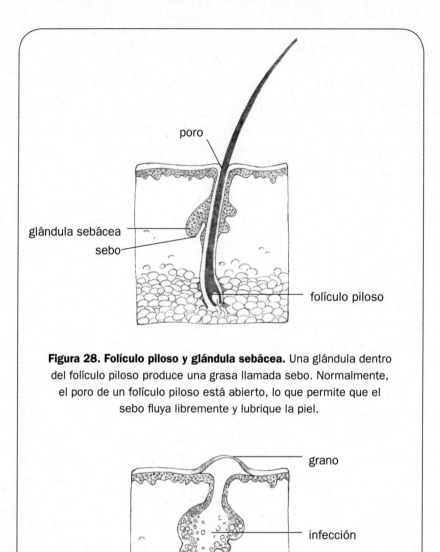

Figura 28. Folículo piloso y glándula sebácea. Una glándula dentro del folículo piloso produce una grasa llamada sebo. Normalmente, el poro de un folículo piloso está abierto, lo que permite que el sebo fluya libremente y lubrique la piel.

Figura 29. Un grano. Si el poro y la parte superior del folículo piloso se obstruyen, el sebo no puede fluir por el poro. El resultado puede ser una infección que causa hinchazón y enrojecimiento, lo que llamamos un grano.

A pesar de que el poro está obstruido, la glándula sebácea sigue produciendo sebo. Pero el sebo ya no puede salir del folículo. Se acumula detrás de la obstrucción, y el folículo piloso se hincha. Lo que se ve es un bulto blanco justo debajo de la superficie de la piel. Este tipo de grano se llama barro blanco.

A veces la presión del sebo atrapado empuja el tapón por encima de la superficie de la piel. Si esto ocurre, tienes un barro negro. El color oscuro no es por la suciedad en el tapón. El color característico se debe a una reacción química que ocurre en la superficie de la piel que vuelve negro el tapón.

Los barros blancos y negros son formas leves de acné. Los granos son más serios. Ocurren cuando la bacteria infecta el sebo atrapado dentro del folículo. Estas bacterias son inofensivas cuando viven en la superficie de la piel, pero causan infecciones cuando entran en contacto con el sebo atrapado detrás del poro obstruido, y las bacterias "inocuas" se empiezan a multiplicar. Esto causa el enrojecimiento e hinchazón que llamamos granos. (Ver figura 30.)

A veces, las paredes de un folículo piloso infectado se revientan. Entonces la infección se propaga bajo la piel. Éste es el tipo más serio de acné. Provoca bultos grandes, rojos y dolorosos.

Tratamiento

Los barros blancos y negros, las espinillas y el acné severo no son nada divertidos. Y ciertamente no son muy atractivos. Y lo peor es que el acné severo puede causar cicatrices y marcas permanentes en la piel. Lo bueno es que es un problema que tiene tratamiento. De hecho, hay varias cosas que puedes hacer tú mismo. Lo que funciona mejor depende del tipo de acné que tengas y su severidad.

Algunas personas creen que la causa del acné es la falta de higiene. Creen que la cura del problema es lavarse la cara con más frecuencia. Eso no es cierto. Lavarse la cara dos veces al día usual-

EL ACNÉ Y LA ALIMENTACIÓN

La gente solía creer que ciertos alimentos podían causar acné. El chocolate y la comida grasosa, como las papas fritas, eran los villanos más populares. Los médicos no han podido comprobar que exista un vínculo entre la dieta y el acné. Sin embargo, si descubres que ciertos alimentos te sacan granos, mejor evítalos. Definitivamente, ¡comer menos frituras y chocolates no afecta la salud de una manera negativa!

mente es suficiente. Lavársela con más frecuencia no puede evitar ni curar el acné.

A veces la grasa del cabello puede irritar el acné de la frente. En estos casos, te ayudará lavarte el cabello con frecuencia y peinarlo hacia atrás, dejando la frente libre.

Los adultos quizá te hayan dicho que no te aprietes los granos. Tienen razón. Puede hacer que la infección llegue a las capas más profundas de la piel y dejar cicatrices.

Tratamientos sin receta médica

Sin receta médica significa que no tienes que ir al médico para que te diga cómo usarlos. Hay muchos productos que puedes comprar para el tratamiento del acné. Si usas alguno de estos productos, debes saber ciertas cosas.

- PERÓXIDO DE BENZOÍLO. El peróxido de benzoílo es el principal ingrediente de muchos tratamientos sin receta médica. Combate las bacterias que causan granos y acné. También ayuda a destapar los poros del folículo piloso. Si usas alguno de estos productos, hazlo poco a poco. Antes de usar el producto, haz una prueba en la piel para cerciorarte de que no seas alérgico.

    Cuando uses el producto por primera vez, aplícalo a la zona

CONSEJOS ESPECIALES PARA EL CUIDADO DE LA PIEL AFROAMERICANA

Los afroamericanos y otros hombres de color deben ser especialmente cuidadosos cuando se afeitan y con el tratamiento del acné.

- Jabones y esponjas abrasivos. Los jabones y esponjas abrasivos pueden causar zonas permanentes de piel más oscura o más clara.

- Irritación por afeitado. Los afroamericanos que se afeitan tienen más propensión a desarrollar irritación por afeitado. Rasurarse con una navaja corta el vello en un ángulo, dejando una punta dura. Después de afeitarlo, el pelo rizado puede esconderse dentro de la superficie de la piel o pinchar la superficie y encarnarse. (Ver figura 30.) Esto puede causar irritaciones serias debajo de la superficie de la piel. Si tienes dolor debido a irritación, deja de afeitarte por un tiempo. Prueba una rasuradora eléctrica en vez de una navaja.

- Depiladores químicos. Algunos hombres a veces usan cremas que contienen cremas depiladoras. Ten especial cuidado si usas uno de estos productos. Pueden ser irritantes. Siempre prueba en un cuadradito de piel antes de aplicarlo a áreas extensas. No salgas al sol ni nades hasta veinticuatro horas después del uso.

- Cicatrices queloides. La piel afroamericana tiene mayor propensión a formar cicatrices anormales llamadas queloides. Si es tu caso, ten particular cuidado. Incluso un pequeño arañazo al afeitarte o apretarte un grano puede dejar una cicatriz visible.

infectada sólo cada dos días. Después de dos semanas puedes aplicártelo a diario. Ten cuidado de no mancharte la ropa con

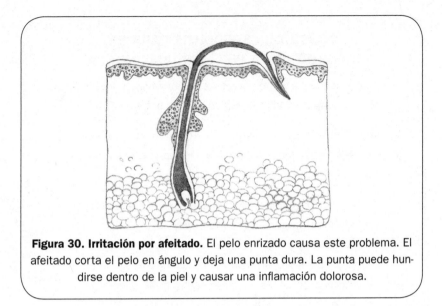

Figura 30. Irritación por afeitado. El pelo enrizado causa este problema. El afeitado corta el pelo en ángulo y deja una punta dura. La punta puede hundirse dentro de la piel y causar una inflamación dolorosa.

peróxido de benzoílo. Es un blanqueador potente y puede dañarla permanentemente.

- ÁCIDO SALICÍLICO. El ácido salicílico también es eficaz para el tratamiento del acné. Es uno de los ingredientes de varios productos que se venden sin receta médica. Se usa para barros blancos y negros, y evita que vuelvan a salir. Los productos de ácido salicílico pueden ser usados con otros tratamientos. Sigue las instrucciones que vienen con el producto.

Recuerda: Cualquier medicamento de venta sin receta para el acné puede irritar la piel. Siempre sigue las instrucciones cuidadosamente. No cuentes con ver resultados hasta después de seis a ocho semanas.

Tratamiento médico

Algunas personas dicen: "Deja que el acné simplemente corra su curso", o "Simplemente tienes que esperar a que se te vaya". Pero un tratamiento médico puede ayudar. Además, los casos serios de acné pueden causar cicatrices permanentes si no reciben el tratamiento adecuado. Si lo que tienes es más que un caso leve de acné, quizá debas ir al médico. Las pautas a continuación te ayudarán a decidir. Ve al médico si tienes acné y si te ha pasado cualquiera de lo siguiente.

- Has usado un producto de venta sin receta dos meses o más, con poco éxito o sin lograr mejora alguna en tu piel.

- El acné no te permite disfrutar plenamente de la vida.

- Tienes granos grandes, rojos y dolorosos.

- Tienes piel oscura y has notado que el acné te está causando manchas oscuras en la piel.

- Varios familiares tuyos han tenido acné severo.

- Tienes sólo nueve o diez años, y tienes tu primer brote de acné.

Tu médico puede recetarte un tratamiento específico para tu problema de acné. Te puede recetar también medicamentos que no se pueden comprar sin receta médica. Siempre sigue con cuidado todas las indicaciones del doctor. Asegúrate de decirle a tu doctor acerca de cualquier producto sin receta médica que hayas usado o estés usando. Algunos productos pueden causar una mala interacción con los medicamentos recetados por el doctor. Es posible que tome un par de meses o más para que el tratamiento te mejore el acné. En algunos casos, tu médico te puede enviar a un dermatólogo, un médico especialista en problemas de la piel.

CAMBIOS DE VOZ

Al pasar por la pubertad la voz se te vuelve más baja y profunda. Esto sucede porque las cuerdas vocales se vuelven más gruesas y largas, y esto te cambia el tono de voz. (Puedes ver y también escuchar los resultados de este crecimiento. La laringe contiene las cuerdas vocales y también crece. Los muchachos pueden ver este crecimiento en la laringe a manera de una nuez más pronunciada en la garganta.) Los cambios de voz generalmente suceden cuando el muchacho tiene aproximadamente catorce o quince años, pero pueden llegar antes o después que esto. En algunos chicos, este cambio de voz sucede sin que realmente lo noten.

> No me di cuenta de que mi voz había cambiado, excepto que la gente dejó de pensar que era mi mamá o mi hermana cuando contestaba el teléfono.
>
> —GUILLERMO, 19 AÑOS

Para otros muchachos, el cambio de voz es más repentino y obvio.

> Me dolió la garganta durante un mes, más o menos. Me picaba un poco. Pensé que simplemente tenía algún tipo de dolor de garganta. Tenía la voz un poco ronca. Siempre hacía em, em, como carraspeando. Después noté que tenía una voz más profunda que antes.
>
> —FELIPE, 17 AÑOS

A medida que la laringe crece, a los chicos les pueden salir "gallos". Pueden estar hablando en un tono normal y de buenas a primeras, la voz les sube mucho de tono y se les pone chillona. Es realmente vergonzoso para muchos chicos. Uno de ellos dijo lo siguiente:

> Finalmente reunía el valor para llamar a una chica por teléfono

y pedirle que saliera conmigo. Decía, "Hola, Susi", o como se llamara, "hablas con Juan", y mi voz se escuchaba normal. Sonaba muy tranquilo. Luego decía, "¿Te gustaría ir al cine?" y en media oración, la voz me subía de tono y sonaba rara. Parecía que Minnie Mouse estuviera hablando.

—JUAN, 39 AÑOS

Otro hombre dijo:

Realmente era lo más vergonzoso del mundo. Parecía suceder todo el tiempo. Trataba de controlar la voz y nunca sonar demasiado emocionado o contento. Pasaba cada vez que me ponía nervioso o me entusiasmaba. Trataba de no ser muy emotivo, pero por supuesto que sucedía. La verdad es que nunca logré controlarla. Finalmente, después de un año o quizá dos años, dejó de suceder.

—ANTONIO, 28 AÑOS

No hay motivo para sentirte avergonzado. A fin de cuentas, se te "calmará" la voz y verás que sonarás más adulto.

CAMBIOS EN LOS PECHOS

El desarrollo de los senos sólo les sucede a las muchachas, ¿verdad?

Falso. Los pechos de los chicos no cambian tan drásticamente como los de las chicas. Pero sí cambian. La areola, el círculo alrededor de la tetilla, se ensancha y se vuelve más oscura. (Ver la figura 31.) Las tetillas crecen.

Muchos chicos también tienen hinchazón temporal de uno o ambos pechos durante la pubertad. Éste es un cambio normal que les sucede a más de la mitad de los chicos que están pasando por la pubertad. La hinchazón es más notoria en algunos muchachos que

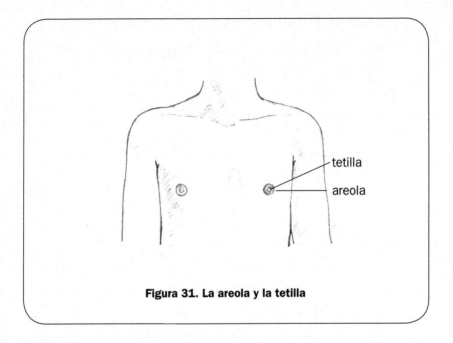

Figura 31. La areola y la tetilla

en otros. En algunos, es suficiente como para que se preocupen de que les vayan a salir senos y se vayan a convertir en mujeres. Un hombre que tuvo bastante hinchazón de los pechos durante la pubertad nos dijo lo que sintió:

> Era como si me estuvieran saliendo senos. ¡Los míos eran incluso más grandes que los de algunas chicas! Se burlaban de mí a cada rato. Realmente estaba aterrado de estar volviéndome una muchacha. Alguien había cometido un gran error, y en realidad era mujer. Pensé que quizá se me iba a caer el pene o algo. Me saldrían senos y tendría que usar sostén. Había escuchado todo tipo de cuentos extraños sobre muchachos que resultaron ser mujeres y tenían senos y penes. Pero no conocía a nadie a quién preguntarle al respecto.
>
> Para cuando estaba en la secundaria, los pechos se me veían normales. Los senos que tenía habían desaparecido. Ojalá hubiera sabido que todo iba a salir bien porque estuve realmente

LAS VENTAJAS DE LA PUBERTAD

La pubertad no es sólo sudor y granos. Quizá parezca que lo es porque nos hemos pasado toda una clase (o todo un capítulo) hablando sobre las desventajas. Por eso, al final de las clases, les decimos a todos que la pubertad tiene aspectos positivos y hago una lista de todas las cosas buenas que te suceden durante ella. Aquí está una de estas listas. ¿Qué le añadirías tú?

más privilegios	sacarme los fierros de los dientes
irme a dormir más tarde	conseguir un empleo
ser mi propio jefe	citas
manejar	nueva escuela
entrar a películas aptas para mayores de 17 años	nuevos amigos
	ir a fiestas
tener más fuerza	tener dinero propio
más respeto	ir a la universidad
más dinero	tomar mis propias decisiones (a veces)
entrar al equipo de la escuela secundaria	

preocupado por un tiempo.

—TOMÁS, 40 AÑOS

A veces esta hinchazón hace que los pechos estén sensibles o adoloridos. Además es posible que haya un bulto aplanado, parecido a un botón, debajo de una o ambas tetillas. Si te sucede eso y no sabes que es perfectamente normal, puede ser motivo de preocupación. Un hombre nos dijo:

Tenía unos bultos debajo de las tetillas. Pensé que tenía cáncer o algo.

—ARNALDO, 34 AÑOS

Aunque los bultos pueden incomodarte o incluso dolerte, no son motivo de preocupación. Son perfectamente normales y no son señal de que tengas cáncer ni ninguna otra enfermedad. (De paso, a los hombres les da cáncer de pecho en ocasiones muy poco comunes, y a los jóvenes, jamás.)

La hinchazón, los bultos y el dolor son apenas una reacción a las nuevas hormonas que el cuerpo está produciendo. Con el tiempo, estos problemas desaparecerán. Es posible que esto tome unos cuantos meses o hasta un año y medio. En casos poco comunes, la hinchazón no desaparece o es tanta que el chico necesita tratamiento médico. En la mayoría de los casos, sin embargo, estos cambios en los pechos desaparecen por sí solos.

6.

CAMBIOS EN LOS ÓRGANOS REPRODUCTIVOS MASCULINOS: ERECCIONES, ESPERMA Y EYACULACIÓN

Tener erecciones no es nada nuevo. Los varones tienen erecciones mucho antes de empezar la pubertad. De hecho, los hombres tienen erecciones durante toda la vida. Incluso los bebés tienen erecciones cuando todavía están en el vientre de su madre. Sin embargo, durante la pubertad, los chicos empiezan a tener erecciones con más frecuencia que antes. En este capítulo, aprenderás lo que sucede dentro de tu cuerpo cuando tienes una erección. También te enterarás sobre diferencias personales en las erecciones.

Durante la pubertad, los testículos del niño empiezan a producir espermatozoides maduros. También eyacula por primera vez. (Si recuerdas del capítulo 1, la eyaculación es la secreción de semen por la apertura en la punta del pene.) En este capítulo, aprenderás cómo el cuerpo hace, almacena y secreta esperma. Aprenderás lo que pasa dentro del cuerpo cuando eyaculas. También hablaremos de la primera eyaculación, para que sepas qué esperar.

ERECCIONES

La erección del pene ocurre en respuesta a estimulación sexual. La estimulación no tiene que ser física. A veces, basta pensar en el sexo para tener una erección. Pero las erecciones no siempre son de naturaleza sexual. Esto es especialmente cierto durante la pubertad. Puede

---

SI LO QUIERES COMPROBAR TÚ MISMO

Tú mismo puedes averiguar lo que hace tu pene mientras duermes. Un simple experimento te demostrará que tienes erecciones durante la noche. Todo lo que necesitas es una tira de estampillas (no del tipo autoadhesivo).

Antes de irte a dormir, acomoda la tira de estampillas alrededor del tronco del pene. Dobla las perforaciones de las estampillas atrás y adelante una o dos veces para facilitar las cosas, pero no separes las estampillas. Forma un aro con las estampillas a la medida del pene, de manera que envuelva la parte más ancha del tronco sin quedar muy suelto.

La última estampilla en el aro que formes debe estar encima de la primera estampilla total o parcialmente. Humedece la parte de atrás de la última estampilla y pégala a la primera. Ahora, a dormir. ¡Que sueñes con los angelitos!

Las erecciones que tengas durante el sueño romperán el aro de estampillas en las perforaciones. Cuando te despiertes, ¡podrás comprobarlo!

que tengas erecciones cuando no estás haciendo ni pensando en nada remotamente sexual.

Incluso en hombres adultos, las erecciones no siempre son sexuales. Por ejemplo, un hombre puede despertarse en la mañana con una erección. Los hombres también tienen erecciones cuando están dormidos. Estas erecciones durante el sueño ocurren durante toda la vida, desde que eres un bebé de brazos hasta un anciano, pero ocurren con mayor frecuencia y duran más durante la pubertad. Los muchachos púberes tienen en promedio seis o siete erecciones por noche. Cada erección usualmente dura de veinte a treinta minutos.

Cuando entras en la pubertad, empiezas a producir muchas hormonas nuevas. Estas hormonas hacen que el pene sea especialmente sensible. El resultado a menudo es una erección. Incluso sin tocarte ni pensar en el sexo: ¡bingo!... de buenas a primeras, tienes una erección. Hablaremos más en el capítulo 7 sobre las erecciones que tienen los muchachos durante la pubertad y cómo lidiar con ellas. En primer lugar, veamos lo que pasa dentro del cuerpo durante una erección.

Un vistazo por dentro

Cuando tienes una erección, el pene puede ponerse muy duro. De hecho, pareciera que tienes un hueso dentro. Por eso en inglés se le llama coloquialmente "*boner*", que proviene de *bone,* lo cual quiere decir "hueso" en español. Pero en realidad no hay ningún hueso.

Hay mucho tejido esponjoso eréctil en el pene. La uretra, el tubo hueco por donde sale la orina, está a lo largo del pene. También hay nervios, vasos sanguíneos y otros tipos de tejido allí, pero el tejido eréctil llena la mayor parte del espacio dentro del pene. (Ver figura 32.)

El tejido eréctil es un conjunto esponjoso de cavidades diminutas. Normalmente, las cavidades están vacías y desinfladas (como un flotador que no se ha inflado). Cuando tienes una erección, se expan-

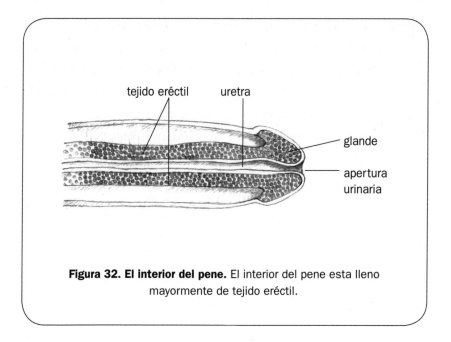

Figura 32. El interior del pene. El interior del pene esta lleno mayormente de tejido eréctil.

den los vasos sanguíneos que llevan la sangre al pene. La sangre entra rápidamente y empieza a llenar las cavidades. A medida que se llenan, el tejido esponjoso se hincha. El tejido esponjoso presiona los vasos sanguíneos en el pene. Esto disminuye el flujo de sangre que sale del pene por las venas.

Si entra más sangre y sale menos, las diminutas cavidades pronto se llenan al máximo. El tejido eréctil se hincha con la sangre. El resultado: el pene se pone duro, se para y apunta hacia afuera de tu cuerpo. Tienes una erección.

¿La mía es normal?

Nos llegan muchísimas cartas de lectores que nos hacen todo tipo de preguntas sobre erecciones. Las más comunes, de lejos, son las preguntas sobre el tamaño. (El tamaño se discute en el capítulo 3; ver páginas 48–54.) Los lectores también preguntan si es normal que un pene erecto se curve a la izquierda, a la derecha, que se pare hacia arriba (y no perpendicular al cuerpo), que apunte hacia abajo o que sea totalmente perpendicular. Quieren saber si sus erecciones son demasiado frecuentes, no suficientemente frecuentes, demasiado breves, demasiado lentas. Les preocupa si sus erecciones son demasiado suaves, demasiado duras o demasiado... ¡el adjetivo que sea!

Si tienes estas preocupaciones, ¡no te inquietes más! La lista a continuación te da los hechos acerca de variaciones normales en un pene erecto.

VELOCIDAD: Una erección puede ocurrir muy rápidamente. En sólo cuestión de segundos, el pene pasa de ser suave y colgante a totalmente erecto. Una erección también puede suceder más lentamente. Muchas cosas pueden afectar la velocidad de la erección: cansancio, el momento de la última eyaculación, tu humor y si has consumido drogas o alcohol. La edad también influye mucho. En general, a partir de la pubertad, mientras mayor seas, más lentas serán. Pero francamente, ¿cuál es la prisa?

DUREZA: La erección no es cuestión de todo o nada. Hay muchos puntos en la escala entre completa firmeza y completa flacidez. Nuevamente, hay muchos factores que influyen en la dureza de la erección, y la edad es un factor importante.

DURACIÓN: Si continúa la estimulación sexual, un joven puede mantener la erección durante horas. No mantendrá la erección al máximo todo el tiempo. En vez, pasa por un ciclo repetido de duro a semiduro a duro otra vez. Con poca estimulación física, un hombre puede mantener este ciclo de erecciones por horas. La capacidad de hacer esto disminuye con la edad.

CURVATURA: Si vemos las erecciones desde arriba, la mayoría son rectas, pero también muchas se curvan un tanto a la izquierda o la derecha. Cuando hay una curvatura, usualmente es a la izquierda. Sólo un pequeño porcentaje de varones tienen erecciones con curvatura a la derecha.

En su mayoría, las erecciones también se ven rectas vistas desde el costado. Nuevamente, también hay muchas con curvatura. Si hay una curvatura, es usualmente hacia arriba (en dirección al cuerpo). Sólo un pequeño porcentaje de penes se curvan hacia abajo (en dirección opuesta al cuerpo y hacia el piso).

Las curvaturas son perfectamente normales y muy comunes, pero si tienes una curvatura severa que causa dolor cuando el pene está erecto, consulta con un médico.

ÁNGULO: Cuando tienes una erección, el pene sobresale del cuerpo en un ángulo. Por supuesto, si la erección es parcial, no será el mismo ángulo que cuando está plenamente erecto. Sin embargo, el ángulo es usualmente el mismo cada vez que tienes una erección total. Como puedes ver en la figura 33, el ángulo del pene completamente erecto es diferente en diferentes hom-

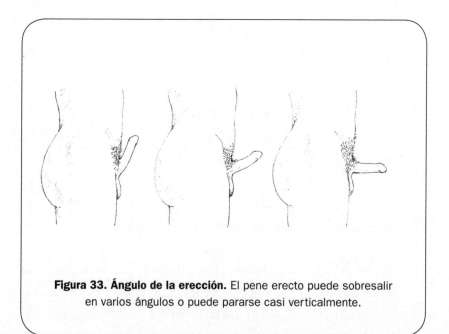

Figura 33. Ángulo de la erección. El pene erecto puede sobresalir en varios ángulos o puede pararse casi verticalmente.

bres. Algunos tienen erecciones bastante horizontales que sobresalen perpendicularmente. Otras apuntan hacia abajo y otras son casi verticales. Todas son normales.

APARIENCIA: Cuando el pene está totalmente erecto, es más largo y ancho que cuando está flácido. El glande o cabeza del pene puede oscurecerse. Los vasos sanguíneos en la superficie del pene pueden ser más notorios. La piel sobre estos vasos sanguíneos puede volverse azul o más oscura. La apertura urinaria en la punta del glande puede ancharse. Los testículos pueden acercarse al pene y al resto del cuerpo.

Todas las variaciones descritas arriba son perfectamente normales.

Después de la erección

El proceso de volver a la situación de flacidez es el mismo si la erección se va por sí sola o si eyaculas.

Primero, el flujo de sangre al pene regresa a la normalidad. Esto permite que la sangre empiece a salir del tejido esponjoso, y se reduce la hinchazón. Si hay menor hinchazón, esto significa menor presión en los vasos sanguíneos en el pene. Los vasos sanguíneos se abren, y más sangre sale del pene por las venas.

Una vez que el flujo sanguíneo vuelve a la normalidad, la sangre adicional atrapada en el tejido eréctil se libera. El pene se vuelve flácido y suave otra vez.

LOS ÓRGANOS REPRODUCTIVOS MASCULINOS

Los órganos sexuales que se ven en la figura 34 también reciben el nombre de órganos reproductivos. Nos permiten reproducirnos: hacer bebés. Los órganos reproductivos masculinos producen y almacenan espermatozoides. Si un espermatozoide se une a un óvulo, la célula reproductiva femenina, puede empezar a formarse un bebé.

Algunos órganos reproductivos masculinos producen y almacenan espermatozoides. Otros preparan la esperma para la eyaculación. Y otros proporcionan las rutas que toma la esperma cuando sale del cuerpo durante la eyaculación. Además hay otros que proporcionan las rutas que la esperma sigue al salir del cuerpo durante la eyaculación. Mira si puedes encontrar en la figura 34 los órganos que se enumeran abajo.

- **ESCROTO**: saco de piel detrás del pene que contiene los dos testículos.

- **TESTÍCULOS**: dos órganos con forma de huevo donde se producen los espermatozoides y la hormona testosterona.

- **EPIDÍDIMO**: los espermatozoides maduran en el epidídimo.

- **CONDUCTOS DEFERENTES**: lugar donde se almacenan los espermatozoides maduros.

- **GLÁNDULAS SEMINALES**: ambas glándulas seminales producen fluido que se mezcla con los espermatozoides y otros fluidos para hacer semen.

- **CONDUCTO EYACULADOR**: formado por la unión de los conductos deferentes y las glándulas seminales, este conducto se vacía en la uretra.

- **PRÓSTATA**: aquí los fluidos de la próstata se mezclan con los espermatozoides y otros fluidos para hacer semen.

- **GLÁNDULAS DE COWPER**: un par de glándulas justo debajo de la próstata a ambos lados de la uretra. Liberan una pequeña cantidad de líquido en la uretra antes de la eyaculación.

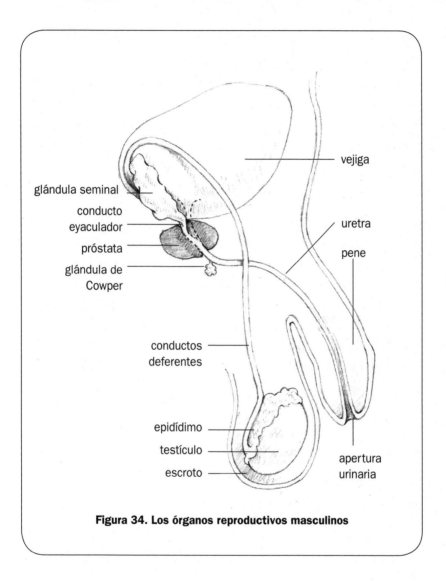

Figura 34. Los órganos reproductivos masculinos

- **PENE:** órgano sexual masculino externo que libera semen durante la eyaculación.

- **URETRA:** tubo que va desde la vejiga (donde se almacena la orina), a todo lo largo del pene y termina en la apertura urinaria.

- **APERTURA URINARIA:** orificio en la punta del pene.

OTROS NOMBRES

Además de dos millones de términos en jerga, muchos de los órganos reproductivos masculinos también tienen nombres científicos. En caso de que participes en un concurso de conocimientos o estás planeando ser médico, hemos enumerado esos otros términos abajo.

- APERTURA URINARIA: el meato o meato urinario
- ESCROTO: saco escrotal
- TESTÍCULOS: testes
- CONDUCTOS DEFERENTES: vas deferens, ductus deferens
- PENE: falo
- GLÁNDULAS SEMINALES: vesículas seminales
- CONDUCTO EYACULADOR: glándulas accesorias
- PRÓSTATA: glándula prostática
- GLÁNDULAS DE COWPER: glándulas bulbouretrales

Fábricas de espermatozoides: Los testículos

Los dos testículos dentro del escroto son las fábricas de espermatozoides del cuerpo. Cada testículo está dividido en cientos de secciones diminutas. (Ver figura 35.) Dentro de cada sección hay conductos minúsculos, tan delgados como hilos. Estos tubos están enrollados apretadamente. Si se desenrollaran y se alinearan punta con punta, alcanzarían ¡la longitud de varios campos de fútbol!

Durante la pubertad, un muchacho empieza a producir espermatozoides dentro de estos conductos. Por el resto de su vida, producirá espermatozoides frescos todos los días. El proceso se desacelera en los ancianos, pero hasta entonces, cada testículo produce espermatozoides a una velocidad de 50.000 por minuto. Entre los dos testículos, eso representa 6 millones de espermatozoides por hora. Considerando que los testículos trabajan sin parar, veinticuatro horas al día, eso da una suma total de ¡144 millones de espermatozoides por día! Los espermatozoides están vivos. Cuando están completamente maduros, se ven como renacuajos, pero los espermatozoides reales son mucho más pequeños que lo que ves en la figura 35. No es posible ver los espermatozoides sin un microscopio. De hecho, si alineamos 500 espermatozoides extremo con extremo, ¡apenas medirían una pulgada!

Los espermatozoides se forman en conductos de los testículos. Abandonan estos conductos antes de su plena maduración. Luego maduran en conductos enrollados apretadamente llamados epidídimos. Como puedes ver en la figura 35, los epidídimos se ubican encima y detrás de los testículos. Tienes dos de ellos, uno por cada testículo. Puedes sentir los epidídimos al tacto. Son la parte suave con textura de

TESTOSTERONA

Los testículos hacen más que producir espermatozoides. También producen testosterona, la hormona "masculina". Se llama la hormona "masculina' porque ayuda a producir espermatozoides y origina muchos de los cambios que ocurren en los muchachos durante la pubertad. Estos cambios incluyen el crecimiento de vello facial y tejido muscular, el engrosamiento de la voz y el desarrollo de hombros anchos. Y éstos son sólo algunos de los muchos cambios que origina la testosterona.

La señal que le dice al cuerpo que produzca testosterona viene del cerebro. Muchos años antes de que notes los primeros cambios de la pubertad, una parte del cerebro empieza a producir ciertas sustancias químicas. Estas sustancias se trasladan a la glándula pituitaria en la base del cerebro. Esto incentiva a la pituitaria a producir ciertas hormonas, que la sangre trasporta hasta los testículos. A su vez, incentivan a los testículos a producir su propia hormona: testosterona. Aunque se le llama la hormona masculina, el cuerpo de la mujer también produce testosterona, pero sólo en pequeñas cantidades.

cuerda que sientes en la parte superior trasera de cada testículo. Los espermatozoides pasan de dos a seis semanas en el epidídimo. Durante esas semanas, se desarrollan hasta ser espermatozoides maduros.

Almacenaje y trasporte de espermatozoides: Conductos deferentes

Una vez que están completamente maduros, los espermatozoides salen del epidídimo y entran a los conductos deferentes. Aquí, otra vez, tienes dos, uno por cada testículo.

Los conductos deferentes miden de un pie y medio a 2 pies de largo. Empiezan en el escroto y continúan hacia arriba en dirección al cuerpo. En la figura 34, puedes ver cómo los conductos suben por el cuerpo y se curvan alrededor de la vejiga.

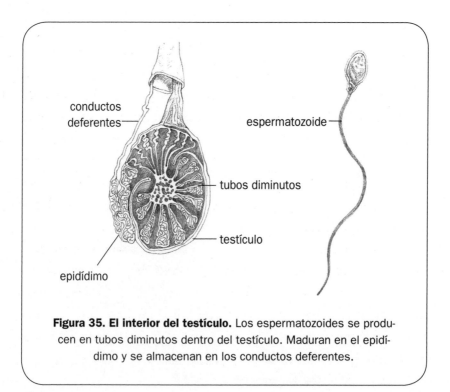

conductos deferentes

espermatozoide

tubos diminutos

testículo

epidídimo

Figura 35. El interior del testículo. Los espermatozoides se producen en tubos diminutos dentro del testículo. Maduran en el epidídimo y se almacenan en los conductos deferentes.

Los espermatozoides maduros se almacenan en los conductos deferentes hasta que salen durante la eyaculación o hasta que mueren. Si un hombre no eyacula por un tiempo, los espermatozoides pronto mueren, y el cuerpo los reabsorbe. Se producen millones todos los días para reemplazar a los que mueren.

Cuando un hombre eyacula, se contraen los músculos en las paredes de los conductos deferentes. Estas contracciones bombean espermatozoides en el cuerpo, donde se mezclan con otros fluidos y se convierten en semen.

Espermatozoides más fluidos prostáticos y seminales equivale a semen

Puedes ver una de las glándulas seminales en la base de la vejiga. (En realidad, hay dos glándulas seminales, una para cada lado.) También puedes ver la próstata justo debajo de la glándula seminal. (Sólo hay una próstata con forma de dona.) Cada glándula seminal está conectada con uno de los dos conductos deferentes dentro de la próstata, donde forman uno de los dos conductos eyaculatorios. Estos tubos de una pulgada de largo se encuentran en la próstata y terminan en la uretra. Durante la eyaculación, el semen se forma cuando los espermatozoides se mezclan con fluidos de las glándulas seminales y la próstata en los conductos eyaculatorios. Es semen o esperma, no sólo espermatozoides, lo que sale del pene con la eyaculación. Una palabra de jerga para semen en México es "meco".

En promedio, un poco menos de una cucharadita de semen sale del pene cuando un hombre eyacula. En esta pequeña cantidad de fluido hay de 300 millones a 500 millones de espermatozoides. Recuerda que los espermatozoides son microscópicos. Son sólo una pequeña parte del semen en la eyaculación. La mayor parte del fluido viene de las glándulas seminales y de la próstata.

GATORADE PARA LOS ESPERMATOZOIDES

Los jugadores de fútbol toman Gatorade durante un partido porque es un concentrado de azúcar, sodio y potasio. Les da a los jugadores una dosis instantánea de energía. El fluido de las glándulas seminales funciona como Gatorade para los espermatozoides. Es potente, lleno de nutrientes y azúcar, para una inyección rápida de energía. Si no hubiera este Gatorade para los espermatozoides, no estaríamos aquí. Sin la inyección de energía, los espermatozoides no serían capaces de llegar al óvulo de la mujer y fertilizarlo.

Después de todo, los diminutos espermatozoides tienen que cubrir un largo trayecto del pene al óvulo. Después de ser eyaculados del pene, deben nadar hasta la parte superior de la vagina. Luego deben pasar por el cuello cervical, el angosto túnel que lleva al útero. Luego, deben recorrer todo el largo del útero. Finalmente, los espermatozoides tienen que nadar por las trompas de Falopio y encontrar al óvulo a la mitad de camino.

Hay millones de espermatozoides, pero sólo uno puede entrar al óvulo y fertilizarlo. ¡Hay muchísima competencia! El espermatozoide ganador debe nadar muy rápido para llegar al óvulo antes que todos los otros.

En total, los espermatozoides deben recorrer 6 pulgadas. Esto no parece mucho, pero necesitamos alinear más de 500 espermatozoides para cubrir una pulgada. Seis pulgadas para un espermatozoide son como 3 millas para ti o para mí. ¿No necesitarías una dosis de energía para correr tres millas a toda velocidad?

Conductos, conductos y más conductos

Dentro de la próstata, los conductos eyaculatorios llevan a la uretra. La uretra es otro tubo. (Parece que estás hecho de puros tubos, ¿no?) Su extremo superior está conectado a la vejiga, el lugar donde se almacena la orina (pis). La uretra luego pasa por la próstata y entra al pene.

Recorre todo el pene y, en su extremo inferior, forma la apertura urinaria en la punta del pene.

Cuando eyaculas, el semen pasa por la uretra y sale por la apertura urinaria. Cuando haces pis, la orina también pasa por la uretra y sale por el mismo orificio urinario.

"¡Ay, que asco!... ¡Totalmente repugnante!" Eso es lo que dicen mis alumnos (por lo menos las muchachas) cuando se dan cuenta de que la orina y el semen usan la misma ruta para salir del cuerpo. Pero no hay nada asqueroso ni desagradable al respecto. La orina es sólo un líquido más. Al menos que tengas una infección, la orina no tiene gérmenes. El semen también es perfectamente limpio.

Además, el semen y la orina no salen de la uretra al mismo tiempo. Cuando estás a punto de eyacular, la conexión entre la vejiga y la uretra se cierra. La orina no puede salir de la vejiga, y el semen no puede entrar en la vejiga.

La orina puede dañar a los espermatozoides. Ésta es una de las razones por las que el cuerpo evita que el semen y la orina recorran la uretra al mismo tiempo. Para cerciorarse de que los espermatozoides no se dañen con orina, el cuerpo limpia la uretra con un líquido especial. Antes de que eyacules, las glándulas de Cowper liberan un poco de este líquido, llamado líquido preseminal. Este líquido neutraliza todo remanente de orina que hubiera quedado en la uretra. Hablaremos más del líquido preseminal cuando expliquemos la eyaculación.

EYACULACIÓN

Los médicos, al parecer, no pueden dejar de dividir las cosas en etapas. Dividen la eyaculación en dos etapas: emisión y expulsión. En la etapa de emisión, los espermatozoides y otros fluidos se combinan para formar el semen. La etapa de expulsión es la eyaculación efectiva de semen del pene (Ver figura 36). Juntas, ambas etapas de la eyaculación duran sólo unos diez segundos. Pero las sensaciones son tan intensas, que a menudo parece que duran mucho más.

Emisión

Esta etapa empieza con contracciones musculares en la próstata, glándulas seminales, testículos, epidídimo y conductos deferentes. Las

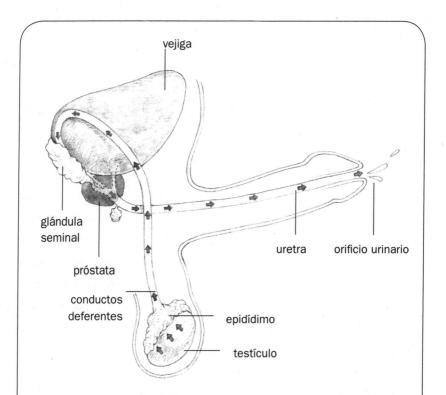

Figura 36. Semen y eyaculación. Poco después de la eyaculación, los músculos en cada testículo, el epidídimo y el conductos deferentes se contraen rítmicamente. Los espermatozoides se bombean hacia arriba por los conductos deferentes, hacia la parte principal del cuerpo, hasta la próstata. En el conducto eyaculatorio, los espermatozoides se mezclan con fluido de las glándulas seminales y la próstata para formar el semen. Al momento de la eyaculación, más contracciones musculares bombean el semen por la uretra y sale por el orificio urinario.

contracciones bombean los espermatozoides hacia arriba y afuera de los conductos deferentes y va a parar a los conductos eyaculatorios. Al mismo tiempo, las contracciones exprimen fluidos de las glándulas seminales y la próstata. Dentro de los conductos eyaculatorios, estos fluidos se mezclan con los espermatozoides. Como ya sabemos, esta mezcla de espermatozoides y fluidos de las glándulas seminales y la próstata se llama semen o esperma. Luego las contracciones bombean el semen a la parte superior de la uretra. Durante esta etapa, la conexión con la vejiga se cierra, para que el semen y la orina no se mezclen.

Justo antes y durante la etapa de emisión, la sensación de excitación sexual va en aumento rápidamente. Una vez que la emisión ocurre, sabes con certeza que la eyaculación se aproxima y no la puedes parar.

Expulsión

Durante la segunda etapa de la eyaculación, una serie de contracciones en la parte superior de la uretra hacen que el semen avance. Son fuertes contracciones musculares que bombean el semen a lo largo del pene. Luego el semen sale en chorritos por el orificio en la punta del pene.

Las primeras tres o cuatro contracciones son las más fuertes. Ocurren con una frecuencia de menos de un segundo. Bombean la mayor parte del semen fuera del pene en tres o cuatro chorritos. Las siguen contracciones más débiles y menos regulares, que pueden durar unos segundos más. Sacan suavemente todo el semen restante.

Las contracciones pueden ser tan fuertes que el semen sale disparado a más de un pie de distancia, pero la fuerza de las contracciones varía de una eyaculación a la otra, y también de persona a persona. En lugar de un chorro, puede ser un goteo rápido o lento. Tu edad y otros factores, entre ellos el tiempo pasado desde la última eyaculación, pueden afectar la fuerza de las contracciones.

Durante la eyaculación, sale del pene una cucharadita de semen, más o menos. La cantidad varía. Si el hombre no ha eyaculado por un tiempo, es probable que haya más semen que si eyaculó recientemente. El color también varía. Puede ser blanco, blancuzco, grisáceo o transparente. A veces tiene una tonalidad amarillenta o anaranjada.

Cuando el semen de un hombre adulto sale, a menudo es viscoso al principio, como un gel. Toma de cinco a veinticinco minutos para que se vuelva líquido. Los científicos creen que la consistencia de gel ayuda a que los espermatozoides sobrevivan dentro del cuerpo de la mujer.

Cuando el semen se seca sobre la piel, forma láminas. Puede manchar tela. Cuando se seca, también puede dejar la tela un poco tiesa.

Así como el color varía, la consistencia del semen varía. No siempre es espeso y gelatinoso. A veces es más cremoso y acuoso. Y puede ser bastante pegajoso.

Líquido preseminal

A veces, una gota o dos de un líquido pegajoso, transparente o casi transparente aparecen en la punta del pene antes de la eyaculación. Éste es el líquido preseminal que producen las glándulas de Cowper. El término en jerga para este fluido es "baba". Como dijimos, este líquido limpia la uretra. Neutraliza cualquier ácido de la orina que pudiera dañar la esperma.

El líquido preseminal puede aparecer durante la etapa de emisión o antes. A veces aparece inmediatamente después de que el hombre se excita sexualmente y tiene una erección. Usualmente, son sólo una a dos gotas. Pero a veces, hay bastante más, como de diez a veinte gotas. Cuanto mayor sea la espera entre la erección y la eyaculación, mayor la cantidad que habrá de este fluido.

Puede que no lo veas cada vez que eyaculas. De hecho, algunos hombres nunca o casi nunca notan este fluido. Visible o no, la emisión de este líquido preseminal es una parte normal de la excitación sexual.

El líquido preseminal puede contener espermatozoides vivos. Por esta razón es posible que una mujer salga embarazada incluso si su pareja retira el pene de la vagina antes de eyacular.

La primera eyaculación

La edad en que los muchachos empiezan a producir espermatozoides y eyacular por primera vez varía mucho de un chico al otro. Algunos eyaculan en las primeras etapas de la pubertad, a pesar de que los testículos apenas le están creciendo y tienen poco o nada de vello púbico. Por otro lado, otros muchachos no empiezan a eyacular hasta la etapa 5 de tanto el crecimiento del vello púbico como el desarrollo genital.

Mayormente, los muchachos eyaculan por primera vez entre las edades de once y quince y medio, pero también hay chicos que eyaculan inicialmente antes o después de esta edad. Por lo general, los muchachos tienen su primera eyaculación cuando se masturban o tienen un sueño húmedo. La masturbación consiste en sobar, acariciar o estimular de cualquier manera los órganos sexuales para obtener placer sexual. Un sueño húmedo es una eyaculación que ocurre cuando estás dormido. Hablaremos más sobre la masturbación y los sueños húmedos en el próximo capítulo, pero en este momento, explicaremos la diferencia entre la eyaculación y el orgasmo. La eyaculación es el acto físico de secretar semen del pene. El orgasmo es la sensación o efecto sensorial que usualmente ocurre junto con la eyaculación. Es un espasmo de intenso placer sexual que sobreviene cuando se libera la tensión que se genera durante la excitación sexual.

El orgasmo y la eyaculación usualmente van juntos, pero es posible tener uno sin la otra. Por ejemplo, muchos chicos tienen orgasmos antes de entrar en la pubertad. Por definición, sin embargo, no pueden eyacular hasta que produzcan esperma. Recuerden que la eyaculación es la secreción de semen, y el semen es la mezcla de esperma y otros fluidos. Si no produces esperma todavía, no puedes secretar semen que la contenga. (Aprenderás más sobre orgasmos en el capítulo 7.)

Al principio, el semen del muchacho contiene muy pocos espermatozoides. Los espermatozoides que tiene no siempre son del tipo totalmente maduro y capaz de fertilizar un óvulo. Puede tomar un par de años antes de que el muchacho empiece a eyacular un número suficiente de espermatozoides totalmente maduros, pero incluso desde un principio, puede eyacular algunos espermatozoides maduros. Una vez que el muchacho eyacula por primera vez, se le considera capaz de procrear un hijo. (Esto, por supuesto, no significa que esté listo para ser padre, sólo que está físicamente listo para serlo.)

Al principio el muchacho eyaculará semen que tiende a ser transparente o amarillento o ligeramente naranja. A medida que el muchacho crezca y empiece a producir una mayor cantidad de espermatozoides maduros, sus eyaculaciones probablemente serán más blancuzcas. A medida que el chico madura, aumenta la fuerza de las contracciones que bombean el semen durante una eyaculación. En los muchachos jóvenes, el semen gotea. Cuando crecen, es más probable que salga un chorro disparado, aunque éste no siempre es el caso. Si el semen gotea o sale disparado no tiene ningún efecto en la capacidad de procrear un hijo.

Antes de terminar de hablar de los órganos reproductivos masculinos, queremos hablar de algunos problemas médicos comunes y no tan comunes.

LOS ÓRGANOS REPRODUCTIVOS MASCULINOS: PROBLEMAS MÉDICOS

Los muchachos a menudo preguntan sobre problemas médicos y cuestiones de salud que afectan los órganos reproductivos. Por esta

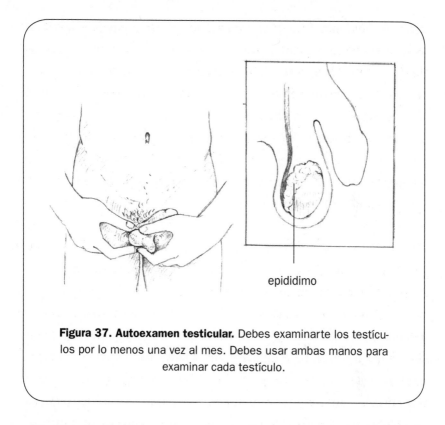

epididimo

Figura 37. Autoexamen testicular. Debes examinarte los testículos por lo menos una vez al mes. Debes usar ambas manos para examinar cada testículo.

razón, hemos decidido incluir información relevante en el libro. Pero la información que sigue no debe alarmarte. Sólo debe ayudarte a tomar conciencia, no generar paranoia.

El cáncer de los testículos y el examen regular

El cáncer de los testículos es el tipo más común de cáncer en varones de 15 a 35 años. Es la principal causa de muerte por cáncer entre los hombres jóvenes. Sin embargo, tiene cura si se diagnostica o recibe tratamiento a edad temprana.

Examinarte los testículos una vez al mes puede salvarte, literalmente, la vida. Te permite detectar los primeros indicios de cáncer en los testículos: un bultito en uno de los testículos. En las etapas tempranas, usualmente ese bultito es el único síntoma. A menudo sólo afecta un testículo. El bulto no duele. Sin embargo, algunos hombres sienten presión o un dolor sordo. La mejor manera de protegerte es detectar el cáncer lo antes posible, realizando un autoexamen testicular cada mes (*testicular self-exam* o TSE por sus siglas en inglés). También pídele a tu médico que te revise en los exámenes anuales. Los autoexámenes y los exámenes médicos son particularmente importantes para quien alguna vez tuvo o tiene un testículo que no haya descendido. (Ver páginas 70–71.) Incluso si ya se solucionó el problema, un testículo que no haya descendido, aumenta el riesgo de cáncer testicular.

La Academia de Médicos de Cabecera de Estados Unidos recomienda que todos los muchachos entre los trece y los dieciocho aprendan a hacerse un examen testicular. Como debe hacerse una vez por mes, muchos hombres escogen el primer día del mes para hacerse el examen y así es fácil de recordar. Como todas las cosas nuevas, el examen toma práctica, pero una vez que lo hayas hecho por un tiempo, el examen sólo toma tres minutos, más o menos. Lo ideal es que se haga después de ducharse o darse un baño tibio. El calor hace que la piel del escroto se relaje, lo cual facilita sentir cualquier cosa inusual en el testículo. El examen debe hacerse sentado o echado.

Examina un testículo a la vez. Y asegúrate de revisar ambos. Usa las dos manos para examinar cada testículo. Pon los dedos índice y medio debajo del testículo y los pulgares encima (ver figura 37). Rueda el testículo con cuidado entre los pulgares y los dedos. Debes sentirlo suave y firme, pero no duro. (Recuerda: un testículo es ligeramente más grande que el otro. No te preocupes. Esto es normal.)

Vas a sentir una estructura suave, como una cuerda, encima y detrás de los testículos. Esto no es un bulto anormal. Son los epidídimos. Con mucho cuidado sepáralos de los testículo con los dedos y palpa los testículos solos. Estate alerta a un bulto usualmente del tamaño de un guisante. Tal vez se sienta como un guijarro o un cacahuete o maní.

Si encuentras un bulto, no significa que tienes cáncer. El bulto puede deberse a una infección, pero debes llamar al doctor inmediatamente porque es necesario examinar cualquier bulto. Si se debe a una infección, tu médico puede decidir el tratamiento apropiado. Si el bulto es canceroso, hay excelentes tratamientos para eso también. Recuerda que el cáncer testicular es altamente curable, especialmente si el diagnóstico y tratamiento ocurren en etapa temprana.

Dolor en los testículos

Casi todos los muchachos conocen el terrible dolor que sobreviene con un golpe accidental en los testículos. También es posible sentir un dolor severo y repentino en los testículos incluso sin haberse producido una lesión. A continuación encontrarás información para ayudarte a responder a ambas situaciones.

DOLOR SEVERO TRAS LESIÓN: Debido a que cuelgan fuera del cuerpo, el escroto y los testículos corren el riesgo de lesión. Cualquier golpe en esta parte del cuerpo puede causar severo dolor, pero la mayoría de las lesiones accidentales no requiere tratamiento médico.

Si recibes un golpe en los testículos, aplica compresas frías o una bolsa de hielo. Acuéstate horizontalmente para que no haya ninguna presión en el escroto o los testículos. Si el dolor empieza a calmarse en aproximadamente una hora, puedes dar por sentado que no hay daño serio.

Sin embargo, llama al médico o ve a la sala de urgencias inmediatamente si:

- el dolor no empieza a calmarse en una hora

- el dolor empeora

- hay hinchazón o moretones

SUSPENSORIOS Y OTRO TIPO DE PROTECCIÓN ATLÉTICA

Las lesiones en el escroto y los testículos pueden ser muy dolorosas. Para protegerse durante deportes de contacto, usa una coquilla. Ésta cubre el pene y el escroto. La sostiene un suspensorio. (Ver figura 38). Los protectores suaves se recomiendan para el fútbol. Para los deportes de alto impacto como el fútbol americano o el boxeo, necesitas el protector de plástico duro.

A menudo los muchachos se preocupan de la talla que deben comprar. Los suspensorios no tienen nada que ver con el tamaño de los órganos sexuales. Los suspensorios se venden según el tamaño de la cintura. Cada marca tiene escalas de tamaños diferentes. Pasa por alto las palabras "pequeño", "mediano" o "grande". Mira al tamaño de la cintura en pulgadas, que debe estar escrito en algún lugar de la etiqueta. Las coquillas vienen en dos tamaños: adulto y joven (para niños).

Para los deportes en los que se corre, salta y hay movimientos repentinos, puedes usar un suspensorio sin la coquilla u otro tipo de protector atlético. El protector mantiene el escroto y los testículos cerca del cuerpo para evitar los desgarres. Los suspensorios no son del todo cómodos. Muchos atletas están recurriendo a otros tipos de suspensorios. Los pantalones para corredores combinan shorts exteriores con una "hamaca" interna para sostener los genitales. Los pantalones cortos de compresión aprietan todo en pantalonetas especiales de dos capas. Los pantalones exteriores usualmente son de redecilla de nailon. Las pantalonetas interiores son ajustadas y están hechas de material que se estira como Spandex o *lycra*.

Es importante lavar el suspensorio atlético con frecuencia. De lo contrario, puedes contraer una infección de hongos llamada tiña o "comezón de atleta".

- tienes dificultad para orinar, o la orina sale con sangre (se ve rosada)

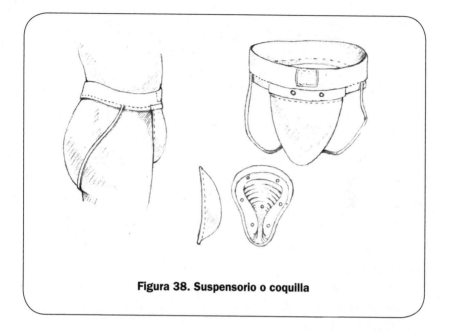

Figura 38. Suspensorio o coquilla

Cualquiera de los síntomas mencionados arriba puede significar que hay sangrado dentro del testículo o escroto. Si no recibes tratamiento, el tejido sano puede dañarse. Así que ante cualquiera de estos síntomas, llama a tu médico o ve a la sala de urgencias inmediatamente.

Algunas lesiones pueden prevenirse con el uso de suspensorios u otro tipo de protección atlética durante actividades deportivas (ver recuadro, página 142).

DOLOR REPENTINO Y SEVERO SIN LESIÓN: Consulta con tu médico o ve a la sala de urgencias inmediatamente si tienes un dolor repentino y severo en un testículo sin una lesión que explique el dolor. Incluso si el dolor desaparece tan repentinamente como apareció, de todos modos necesitas atención médica inmediata. Las dos causas más probables de este tipo de dolor son torsión (torcimiento) y hernia inguinal.

TORSIÓN TESTICULAR: Se trata de un trastorno poco común, pero serio y extremadamente doloroso, que ocurre cuando el testículo se enreda dentro del escroto. En la mayoría de los casos, les sucede a muchachos entre los doce y dieciocho años. Ocurre después de realizar ejercicios extenuantes o levantamiento de pesas. A menudo, sin embargo, ocurre sin causa aparente.

Los síntomas pueden presentarse cuando el muchacho está dormido. De ser así, puedes despertarte con un dolor severo y repentino en un testículo. Éste puede ir acompañado de hinchazón, náusea, vómitos o fiebre. El muchacho quizá sienta como que se va a desmayar. Este trastorno requiere atención médica inmediata. El tiempo es esencial para evitar un daño permanente o la pérdida del testículo. Incluso si el testículo vuelve a la normalidad, este testículo tal vez requiera una intervención quirúrgica para coserlo en su lugar a fin de evitar problemas futuros.

HERNIA INGUINAL: Este trastorno también puede causar dolor severo y repentino en el escroto. Una hernia aparece cuando parte de los intestinos presiona una parte débil de la pared abdominal y se forma una protuberancia. Si ocurre en la parte inferior del abdomen, puede causar dolor y un bulto en el escroto. Si no reciben tratamiento, las hernias pueden causar serios problemas médicos. Pero si reciben pronto tratamiento, no son serias. El tratamiento usualmente consiste en una operación para reparar la parte débil de la pared abdominal.

Afortunadamente, estos problemas médicos no son muy comunes. Es bueno saber algo sobre ellos, pero si eres como la mayoría de los muchachos, estarás más interesado en el próximo capítulo, que habla de la masturbación y los orgasmos.

7.

ERECCIONES ESPON-TÁNEAS, ORGASMOS, MASTURBACIÓN Y SUEÑOS HÚMEDOS

Las erecciones suceden en respuesta a tocarse u otro tipo de estimulación sexual. En el capítulo 6, te enteraste que los varones también tienen erecciones mientras duermen. También pueden tener erecciones a pesar de estar totalmente despiertos y no estar haciendo —ni siquiera pensando— nada sexual. A esto se les llama erecciones espontáneas. Ocurren a menudo durante la pubertad.

"Espontánea" se refiere al hecho que estas erecciones suceden "por sí solas", sin tocarse u otro tipo de estimulación sexual. Otros nombres para estos tipos de erecciones son indeseadas, involuntarias o reflejas. En este capítulo aprenderás sobre las erecciones espontáneas y cómo lidiar con ellas.

En el capítulo 6 también aprendiste sobre los orgasmos o las sensaciones físicas de placer sexual que generalmente acompañan la eyaculación. En este capítulo aprenderás más sobre los orgasmos y la forma en que el cuerpo responde cuando estás excitado sexualmente.

Como explicamos en el capítulo 6, la mayoría de los chicos tienen su primera eyaculación mientras se masturban. Masturbarse significa tocarse, acariciarse, frotarse o estimular los órganos genitales de alguna manera para obtener placer sexual. Algunos chicos eyaculan por primera vez durante un sueño húmedo. Los sueños húmedos son eyaculaciones que suceden cuando estás durmiendo. Si eres como la mayoría de los chicos, probablemente tengas muchas preguntas sobre la masturbación y los sueños húmedos. Trataremos de responder estas preguntas en este capítulo.

ERECCIONES ESPONTÁNEAS

Tener erecciones fácil y frecuentemente es un hecho de la vida durante la pubertad. Toma tiempo para que el pene se acostumbre a todas las nuevas hormonas sexuales que el cuerpo está produciendo. El pene es sumamente sensible. Cuando seas mayor, el pene no se pondrá "en posición de atención" tan rápido y tendrás erecciones espontáneas con menos frecuencia. Pero en la pubertad pueden ser vergonzosas. Un muchacho de mi clase contó lo siguiente:

> Estaba en la playa con ropa de baño [del tipo de corte bajo y nailon delgado]. Vi a una chica llena de curvas echada en su toalla. Se me puso duro el pene y tuve que correr al océano para que nadie se diera cuenta.
>
> —DARÍO, 12 AÑOS

Otro muchacho dijo:

Sí, yo a veces tengo erecciones cuando salgo a correr. Por eso siempre me pongo un short sobre los pantalones. Si tienes una erección en esos pantalones holgados, parece que sostienes una tienda de campaña.

—JULIO, 13 AÑOS

Un hombre recordó su experiencia:

Pasaba en cualquier momento. Estaba en la escuela, parado en el pasillo o algo, y de buenas a primeras tenía una erección. Movía mis libros de texto y trataba de sujetarlos frente a mí para que nadie se diera cuenta. Podía ser realmente vergonzoso.

—JOSÉ, 32 AÑOS

CÓMO LIDIAR CON LAS ERECCIONES

No puedes evitar que sucedan. A continuación unos consejos para ayudarte a lidiar con ellas.

- Ponte una camisa larga y no te la metas en el pantalón.
- Tápate la erección con un cuaderno.
- Carga siempre un libro para poder sujetarlo en frente y tapar la erección.
- Siéntate cuando tengas una erección.
- Ponte las manos en los bolsillos del pantalón y ponte el pene hacia el costado.
- Ponte una sudadera amarrada a la cadera para que las mangas te cubran la parte de adelante.
- Piensa en otra cosa hasta que desaparezca.

Muchos contaron sobre las veces en que tuvieron erecciones mientras estaban parados frente a la clase.

> Una vez, tuve que hacer una presentación en la clase de oratoria. Tenía un monólogo bastante gracioso y estaba parado allí, haciéndolo, y se me paró. No sabía si todos se estaban riendo de mi monólogo o mi erección.
>
> —TOMÁS, 28 AÑOS

Si estás teniendo erecciones espontáneas con más frecuencia, ayuda mucho saber que es perfectamente normal. Recuerda que no eres el único. Otros chicos de tu edad están pasando por lo mismo. Recuerda, además, que tu erección no es tan visible como te parece.

EL ORGASMO

El orgasmo es la liberación repentina y explosiva de tensión sexual que generalmente acompaña la eyaculación. Es posible tener un orgasmo sin eyacular. Por ejemplo, los chicos a menudo se masturban hasta el punto del orgasmo antes de alcanzar la pubertad y comenzar a eyacular. También es posible eyacular sin tener un orgasmo. Pero por lo general, la eyaculación y el orgasmo suceden juntos.

Es difícil describir *exactamente* cuál es la sensación que provoca el orgasmo. Los orgasmos varían de persona a persona y de orgasmo a orgasmo en la misma persona. A veces el orgasmo puede ser muy fuerte, con sensaciones placenteras que comienzan en los genitales y se irradian a todo el cuerpo. Otras veces, el orgasmo puede ser menos intenso, y la sensación se centra solamente en el área genital. Pero a pesar de todas las diferencias que existen, las descripciones generales del orgasmo hechas por hombres a menudo son bastante similares.

Los hombres a menudo describen el comienzo del orgasmo como una sensación profunda de calor o presión. Esto corresponde a la etapa de emisión de la eyaculación. Durante esta etapa, las contracciones impulsan el semen hacia la parte superior de la uretra (ver páginas 134–135 del capítulo 6).

También se produce una sensación de que se vienen el orgasmo y la eyaculación, y no es posible detenerlos. Luego hay contracciones intensas y sumamente placenteras en toda la zona genital. Algunos hombres lo describen como una sensación de bombeo. Finalmente hay un torrente cálido de fluido o una sensación de chorro a presión a medida que el semen se traslada por la uretra y es eyaculado por la apertura urinaria.

Tanto los factores físicos como emocionales afectan la intensidad del orgasmo. La cantidad de semen eyaculado puede ser un factor. Eyaculas más semen de lo acostumbrado si no has eyaculado por un tiempo. Además el orgasmo por lo general también es más intenso. Por otro lado, si eyaculas más de una vez en un periodo breve, habrá menos semen en cada ocasión. La intensidad de los orgasmos generalmente también disminuye. Un orgasmo dura sólo unos cuantos segundos. Pero la sensación es tan intensa que puede parecer mucho más prolongado.

Algunos de los hombres a los que entrevistamos describen los orgasmos como "fabulosos", "grandiosos" o "bellos". Algunos dijeron, "Simplemente no hay palabras para describirlo" o "Es algo que no se puede explicar". Sin embargo, algunos hombres pudieron describirlos en detalle. Un hombre hizo una descripción que otros calificaron de bastante buena:

> Bueno, te da como una sensación bárbara en el área genital y el cuerpo que se intensifica y luego estalla; como una agradable ola sensorial y sensual en todo el cuerpo. La parte del chorro, en la que el semen realmente está saliendo, es como un espasmo. En realidad, no es una sensación fabulosa, pero las olas de sensación sensual están sincronizadas con las pulsaciones del chorro, lo

cual sí causa un efecto sensorial estupendo. Después sientes un cosquilleo y luego te relajas totalmente.

—GUILLERMO, 46 AÑOS

La respuesta sexual masculina

El orgasmo es el clímax de la respuesta del cuerpo a la excitación sexual. Los cambios en el cuerpo masculino que llevan al orgasmo y suceden después de ocurrido éste —incluyendo el orgasmo en sí— se llaman la respuesta sexual masculina. A veces la respuesta es más intensa que otras veces, pero básicamente es la misma, ya sea te masturbes o tengas relaciones con una pareja.

La respuesta sexual masculina comienza con la excitación sexual y la erección. La erección puede durar hasta después del orgasmo. O puede disminuir y aumentar varias veces antes de que la eyaculación realmente suceda.

A medida que la excitación continúa y se acerca progresivamente al orgasmo, tienen lugar varios cambios. La piel del escroto se pone más gruesa y tensa. Los testículos comienzan a hincharse y se retraen más hacia el cuerpo. Para cuando logras el orgasmo, los testículos pueden haber aumentado de tamaño en más de un 50%.

La tensión muscular aumenta a medida que la excitación sexual se incrementa. Las palpitaciones y la presión arterial también aumentan. La respiración se vuelve más profunda y jadeante. La piel de la cara, el pecho u otras partes del cuerpo puede enrojecerse y ponerse roja o de color más oscuro. Esto se llama el rubor sexual. Las tetillas se pueden poner duras y sobresalir más. Los músculos alrededor del ano se ponen duros. La apertura en la cabeza o glande del pene se agranda. El glande del pene puede hincharse y oscurecerse. Puede aparecer una gota o dos de fluido preseminal en la punta del pene.

La excitación sexual puede continuar aumentando al punto del orgasmo o puede detenerse antes de eso. Si continúa, las palpitaciones y tensión muscular también continuarán aumentando y la sensación de excitación sexual puede incrementarse.

Cuando el orgasmo está a punto de suceder, hay una sensación de intensificación hacia el clímax. La tensión muscular y el pulso alcanzan su punto máximo. Durante el orgasmo, hay una liberación explosiva de tensión que se ha estado acumulando en los músculos. Olas de contracciones musculares en el área genital dan la sensación de intenso placer físico. Las contracciones suceden a intervalos de menos de un segundo. Las primeras tres o cuatro son las más fuertes y generan el máximo placer.

En el momento del orgasmo, puede haber movimientos involuntarios de los músculos de la cara (una mueca) o las manos y pies (aferrarse, agarrar, arquearse). También pueden producirse espasmos musculares en otras partes del cuerpo.

Después del orgasmo, el cuerpo se relaja y comienza a regresar a la normalidad. Algunos hombres sudan mucho en este momento, incluso si no han hecho mucho esfuerzo, pero las palpitaciones, la respiración y la presión arterial regresan todas a la normalidad. Los testículos y el escroto se relajan. El pene se vuelve a poner flácido. Puede tomar de cinco minutos hasta dos horas para que el cuerpo regrese completamente a la normalidad.

Después de un orgasmo, los hombres se sienten muy relajados y les puede dar sueño. Hay un periodo en el que no pueden tener otro orgasmo, incluso si tienen una erección parcial o total. Este periodo puede durar de unos cuantos minutos a un día o más. Por lo general, mientras más edad tenga el hombre, más tiempo tarda para poder tener otro orgasmo.

Quizá no estés consciente de todos los cambios que estamos describiendo. La sensación de placer físico que acompaña estos cambios puede ser muy intensa. Quizá te absorba tanto la sensación que no notes todos los detalles.

LA MASTURBACIÓN

Como hemos dicho, masturbarse significa "tocarse o acariciarse los órganos sexuales deliberadamente para producir placer sexual". Entre las palabras de jerga se encuentran "pajearse", "hacerse la chaqueta", "matarse", "hacerse la del mono", y "hacerse una manuela". Probablemente también hayas oído muchas otras.

Si un hombre o muchacho se masturba durante suficiente tiempo, generalmente tiene un orgasmo, pero puede dejar de masturbarse antes de llegar a ese punto. O si tuvo un orgasmo recientemente, es posible que no pueda tener otro de inmediato. Incluso si no tiene un orgasmo, la erección desparecerá después de un tiempo.

La mayoría de los chicos (como también hombres) se masturban. Pero no todos lo hacen. Es normal si tú lo haces y normal si no lo haces. Un muchacho se puede masturbar hasta alcanzar el orgasmo antes de que comience a pasar por la pubertad, pero no eyaculará.

Algunos varones se comienzan a masturbar cuando son chicos y continúan haciéndolo durante toda la vida. Algunos no se masturban hasta que alcanzan la pubertad y comienzan a producir esperma. Puede que estos chicos tengan su primer orgasmo y primera eyaculación al mismo tiempo. Algunos no comienzan hasta de mayores. Y hay algunos que nunca se masturban.

Sin embargo, la gran mayoría de los hombres sí se masturba. En una encuesta, 95% de los hombres y 89% de las mujeres reportaron que se masturbaban. Sí, ¡las mujeres también se masturban! De hecho, personas de todas las edades, ambos sexos y todas las esferas se masturban. Por supuesto que las mujeres no eyaculan espermatozoides como los hombres, pero sí tienen orgasmos. Algunas mujeres también producen un chorro repentino de líquido justo cuando están alcanzando el orgasmo, pero éste no es el mismo tipo de eyaculación que tienen los hombres.

Los muchachos a veces tienen la idea de que una vez que comienzas a tener relaciones sexuales, dejas de masturbarte. No es cierto. Muchas personas casadas y otras con pareja sexual estable se masturban, incluso si están teniendo relaciones con frecuencia.

No ves ciegos ni tarados por aquí, ¿verdad?

La gente solía pensar que pasaban todo tipo de cosas horribles si te masturbabas: te saldrían verrugas en la nariz o vellos en las palmas de las manos, te volverías loco o ciego, te darían ataques al corazón, te saldrían granos, te sudarían las manos, perderías la visión, el cerebro se te ablandaría o te volverías idiota, (para mencionar sólo unas cuantas). Hoy en día sabemos que ninguna de estas cosas es cierta. (Si lo fueran, habría mucha gente ciega y loca por allí.)

La gente ya no cree esos viejos cuentos, pero persiste la idea de que la masturbación puede ser dañina. Entonces, en caso de que hayas oído algunos de los mitos modernos sobre la masturbación, queremos darte la información correcta.

NO SE TE ACABA LA ESPERMA NI AGOTAS TODOS TUS ESPERMATOZOIDES POR MASTURBARTE. Quizá reduzcas temporalmente tu suministro de espermatozoides con eyaculaciones seguidas. Pero como sabes, gracias a este libro, el cuerpo constantemente produce millones de nuevos espermatozoides todos los días. No hay forma de que se te acaben.

MASTURBARSE MUCHO CUANDO ERES PEQUEÑO NO TIENE EFECTOS DAÑINOS EN TU VIDA SEXUAL DE ADULTO. Algunos muchachos se preocupan de que si se masturban mucho de jóvenes, llegará a gustarles tanto que no disfrutarán el coito. O creen que el pene se acostumbrará "demasiado" a la masturbación y no podrá eyacular dentro de la vagina. O se preocupan de que la masturbación haga que el pene sea demasiado sensible o insensible para funcionar debidamente durante el coito. Hay muchas teorías… y todas están equivocadas.

Las cosas simplemente no son así. De hecho, la mayoría de los expertos concuerda en que masturbarse es una manera de practicar para la vida sexual de adulto. Al masturbarte aprendes cómo te responde el cuerpo y qué te da más placer. Cuando comiences a tener relaciones sabrás más sobre lo que te gusta, sobre "lo que te excita". Si sabes esto sobre ti mismo, es mucho más fácil decirle a tu pareja sexual lo que te gusta y no te gusta, y cómo tu pareja puede ayudar a aumentar tu placer sexual.

Algunos hombres tienen orgasmos de mayor intensidad física al masturbarse que al tener relaciones. Eso no significa necesariamente que *les gusta* la masturbación más que el coito. El coito incluye acariciarse, abrazarse y tener intimidad con otra persona. Eso lo hace un tipo de experiencia muy diferente a masturbarse.

Otros hombres descubren que los orgasmos que tienen durante el coito son más intensos que los que tienen durante la masturbación. Y otros más no ven ninguna diferencia en intensidad.

Al crecer, quizá descubras que masturbarse produce orgasmos más intensos que el coito o que la intensidad es la misma con ambos. Cuánto te masturbas de joven no tendrá ningún impacto en la intensidad de tus orgasmos de adulto.

Recuerda que la masturbación no es dañina para nada.

Si te masturbas y eyaculas mucho, es posible que te duela el pene de tanto frotarlo. Pero aparte del dolor, masturbarse no te hace daño.

NO TE ESTÁS MASTURBANDO DEMASIADO. ¿Cómo sabes? Bueno, por supuesto que no tienes idea de cuánto te estás masturbando, pero el cuerpo fija sus propios límites. Si un muchacho se masturba mucho, simplemente no tendrá una erección por un tiempo. Tendrá que descansar antes de poder volver a tener una erección.

Supongo que debo hacer una distinción. Si te estás masturbando tanto que es todo lo que haces, si nunca vas a ninguna parte, no tienes amigos, no tienes pasatiempos ni intereses aparte de masturbarte y pasas todo tu tiempo libre solo en tu habitación masturbándote... pues sí, te estás masturbando demasiado. Si no llega a tanto, estás bien.

Algunos chicos se masturban varias veces al día. Algunos lo hacen una o dos veces al día y otros una o dos veces a la semana. Algunos muchachos se masturban con más o menos frecuencia y otros nunca se masturban. Todos son normales.

Fantasías sexuales

A muchas personas les gusta imaginarse cosas que las hacen excitarse más mientras se masturban. Imaginarse o aparentar que algo está pasando se llama soñar despierto o fantasear. Lo hacemos con respecto a todo tipo de cosas. Podemos, por ejemplo, fantasear sobre ser un pelotero de las ligas mayores o una estrella de rock. Cuando nuestros sueños son sobre temas sexuales, los llamamos fantasías sexuales.

Casi todos tienen fantasías sexuales. Es posible que las tengamos mientras nos masturbamos y también en otras ocasiones. Las fantasías sexuales pueden ser una manera rica y variada de experimentar con tu ser sexual. A veces las cosas sobre las que fantaseamos son lo que en realidad nos gustaría hacer algún día. Otras veces fantaseamos sobre cosas que nos avergonzarían o incluso nos harían sentir mal si en efecto las hiciéramos.

Algunas personas se preocupan de que haya algo raro con sus fantasías sexuales. Si alguna vez te ha inquietado esto, tranquilízate. Los seres humanos (tanto hombres como mujeres) tienen fantasías sexuales sobre todo tipo de cosas. Si crees que eres el único que ha tenido una fantasía en particular, estás equivocado. Te garantizamos que hay muchas otras personas que han tenido esa misma fantasía. De todos modos, si te molesta el tipo de fantasías que estás teniendo, debes hablarlo con un terapeuta o asesor. Consulta la sección de recursos al final del libro para obtener información sobre cómo encontrar a alguien con quién hablar.

Preguntas frecuentes

Los muchachos en mis clases siempre tienen muchas preguntas sobre la masturbación. Aquí están las respuestas a algunas de las preguntas que hacen con más frecuencia.

¿La masturbación puede afectar el desempeño atlético?

No hay pruebas que indiquen que la masturbación afecta la capacidad atlética. Es posible que masturbarse incluso te ayude a relajarte antes de un partido importante.

¿La masturbación es "un pecado" o algo inmoral?

La idea de una persona sobre lo que es "un pecado" o lo que es inmoral puede ser bastante diferente a la de otra persona. Hoy en día, la mayoría de las personas no piensa que la masturbación es inmoral o pecaminosa y, personalmente, nosotras concordamos con ese punto de vista. En el pasado, muchas religiones consideraban que la masturbación era un pecado. Muchos líderes religiosos ya no piensan así, pero algunos todavía sí. Por ejemplo, el punto de vista oficial de la religión católica es que la masturbación es un pecado. Esto no significa que todos los católicos ni todos los sacerdotes católicos ni líderes de la iglesia piensan así.

Si te molesta la idea que la masturbación puede ser un pecado o algo inmoral, quizá debas hablar con tu pastor, sacerdote o líder religioso.

¿Es extraño que un muchacho se masturbe con otros muchachos?

Los muchachos a menudo aprenden sobre la masturbación de otros muchachos. Algunos chicos incluso experimentan masturbándose juntos. Los muchachos que lo hacen a menudo se preocupan si esto es extraño. A veces piensan que esto quiere decir que eres homosexual.

Los homosexuales son personas que prefieren tener contacto sexual con personas del mismo sexo que ellas. La mayoría de los adultos en nuestra sociedad son heterosexuales. Los heterosexuales son personas que prefieren tener experiencias sexuales con personas del sexo opuesto. Hablaremos más sobre la homosexualidad en el capítulo 9. Por ahora, debes saber que si te masturbas con otros muchachos, no quiere decir que eres homosexual. Muchos chicos participan en algún tipo de "juego sexual", como lo llamamos, con chicos con los que crecen. Quizá hayas tenido una experiencia así y te preguntes o te sientas incómodo al respecto. Asegúrate de leer el capítulo 9 donde hablamos más sobre este tema.

Me estaba masturbando y no quería que la piyama se manchara con semen, por lo que puse el dedo en la punta del pene justo cuando estaba eyaculando para que no saliera nada. No salió nada, pero en los últimos dos días me ha estado doliendo el pene y me ha estado saliendo algo lechoso. ¿Qué debo hacer?

A veces sucede este tipo de problema. Se llama eyaculación retrógrada. Sucede cuando se impide que el semen salga de la apertura en la punta del pene. En los hombres mayores, hay ciertos problemas médicos que causan la eyaculación retrógrada, pero en los muchachos, generalmente sucede cuando éste se masturba y no quiere que el semen salga.

Retrógrado significa "que retrocede". En la eyaculación retrógrada, el semen no puede salir de la punta del pene, por lo que retrocede en la uretra. Puede que esto lo fuerce a subir por el conducto que va a la vejiga. Como resultado, es posible que la orina esté turbia por un tiempo. Puede también que se fuerce al semen a entrar a la próstata. En ambos casos, puede causar dolor y destilación de fluidos por el pene.

En algunos casos, los síntomas desaparecen por sí solos, pero a menudo se necesita atención médica. Aunque pueda ser vergonzoso explicar cómo sucedió la eyaculación retrógrada, es importante consultar con un médico si tienes dolor, orina lechosa o te destila un líquido lechoso. Es posible que se irrite la próstata y quede susceptible a infecciones si se fuerza que el semen entre en ella. El médico puede tratar dichas infecciones con antibióticos. Si es necesario, te dará analgésicos. Para evitar estos problemas médicos, deja que el semen salga de manera normal.

Cuando tengo relaciones con mi novia por mucho tiempo a veces termino con una sensación dolorosa en los testículos. ¿Por qué sucede esto?

Este trastorno a veces se llama "vaso-congestión". Cuando te excitas sexualmente, el pene se pone erecto y los testículos también se llenan de sangre adicional. Cuando el hombre eyacula, se abren los vasos sanguíneos y la sangre fluye rápidamente por las venas que salen del pene y los testículos. Sin una eyaculación, la liberación rápida de la sangre no sucede. El resultado puede ser una sensación dolorosa e incómoda en los testículos. Éste no es un trastorno dañino. La masturbación puede aliviar la sensación de dolor.

Si un muchacho no se masturba ni tiene relaciones sexuales, ¿qué sucede con todos los espermatozoides?

Si un muchacho no eyacula por medio de la masturbación o coito, sucede una de dos cosas. Los espermatozoides se mueren y son reabsorbidos por el cuerpo. O puede que el muchacho eyacule durante un sueño húmedo.

SUEÑOS HÚMEDOS

Un sueño húmedo es una eyaculación que sucede durante el sueño. Los médicos los llaman emisiones nocturnas.

Los hombres adultos tienen sueños húmedos, pero son mucho más comunes entre muchachos que están pasando por la pubertad. No todos los chicos tienen sueños húmedos en esta etapa de su vida, pero muchos sí. Un muchacho que se masturba con frecuencia puede tener menos sueños húmedos que uno que nunca lo hace o lo hace en pocas ocasiones.

Algunos chicos tienen su primera eyaculación durante un sueño húmedo. Si no sabes qué esperar, un sueño húmedo puede ser una experiencia confusa. Algunos muchachos piensan que se han orinado en la cama o están sangrando hasta que ven que el líquido lechoso no es sangre ni orina. Un hombre mayor que entrevistamos describió su confusión sobre los sueños húmedos.

> Tengo… sesenta y siete años, o sea que hace más de cincuenta años de esto, pero todavía recuerdo mi primer sueño húmedo como si hubiese sido ayer. Nadie me dijo nada de nada. O sea que me desperté durante la noche y tenía este líquido pegajoso en toda la barriga. Pensé, caramba, me oriné en la cama, ¡a mi edad! Tenía trece o catorce años.
>
> A los pocos días o quizá a la semana, volvió a suceder. Sólo que ahora presto más atención y no es orina. Es blanco y espeso como una loción o crema, pegajoso. Pensé que tenía algún tipo de enfermedad. Continuó sucediendo. Finalmente le dije a mi madre. Me dijo que si me controlaba y no pensaba en "esas

cosas", no volvería a suceder. No tenía idea de qué estaba hablando. ¿Controlarme de qué? ¿No pensar en qué? No estaba pensando nada. Estaba durmiendo.

—CARLOS, 67 AÑOS

La madre de Carlos estaba equivocada. Un muchacho no puede evitar los sueños húmedos. Simplemente son algo que sucede. Son completamente naturales y normales, Y como la masturbación, son parte de la manera en que el cuerpo crea espacio para espermatozoides frescos. Incluso si sabes sobre los sueños húmedos con anticipación, pueden ser una experiencia sorprendente. Un muchacho me dijo después de clase:

Mis papás me habían hablado sobre este tipo de cosa desde que era niño. De todos modos, la primera vez me sorprendió. Estaba totalmente confundido. Tenía algo mojado en la piyama y por un tiempo me costó darme cuenta de qué era. Estaba medio dormido. Después, cuando me desperté más, pensé: "Ah, sí, esto es de lo que me habló mi mamá".

—GONZALO, 14 AÑOS

Muchos chicos sienten vergüenza cuando tienen un sueño húmedo. Una de las películas que uso en mis clases de educación sexual se llama *Am I Normal?* (¿Soy normal? en español). Muestra la experiencia de un chico mientras pasa por la pubertad. En una escena, el muchacho se despierta después de tener un sueño húmedo. Está tan avergonzado que se quita la piyama y saca las sábanas de su cama y va a escondidas al baño. Abre el caño del lavabo, le echa un vaso de agua a su ropa de cama y las mete en la canasta de ropa sucia. Su mamá lo escucha y grita: "¿Estás bien, mi amor? ¿Pasa algo?".

"Nada, mamá… Ah, de paso, mamá, me olvidé de decirte que derramé un vaso de agua por toda mi cama", explica nerviosamente. "Supongo que debo poner las sábanas en la ropa sucia".

Los chicos de mi clase siempre se ríen mucho con esta escena, probablemente porque muchos de ellos han sentido lo mismo. Pero los sueños húmedos no son nada de qué avergonzarse. Son algo natural y normal, simplemente otro aspecto del crecimiento.

Después de mostrar esta película, generalmente hay preguntas sobre los sueños húmedos en la caja. Los muchachos quieren saber si los sueños húmedos sólo suceden de noche. Yo explico que puedes tener sueños húmedos en cualquier momento que estés dormido. Si duermes una siesta durante el día, es posible que tengas un sueño húmedo. Pero los sueños húmedos suceden sólo cuando estás dormido. No eyaculas cuando estás despierto, a no ser que deliberadamente te estimules sexualmente de alguna manera.

Los chicos de mi clase también quieren saber si los sueños húmedos suceden sólo durante un sueño. "¿Es necesario soñar sobre algo sexual?" preguntan. El hecho es que todos soñamos mientras dormimos. Incluso si no recuerdas nada por la mañana, tienes sueños de noche. La frase *sueño húmedo* no significa que siempre sueñas. Simplemente se refiere al hecho que los sueños húmedos suceden cuando estás durmiendo. Es posible que hayas tenido o no un "sueño sexual". A veces, es posible que te despiertes después de un sueño húmedo y recuerdes el sueño sexual, pero puedes tener un sueño húmedo sin haber tenido un sueño sexual. Sucede en ambas ocasiones.

En este capítulo hemos hablado sobre varios temas de interés para la mayoría de los muchachos. Esperamos que el siguiente capítulo, que habla sobre las muchachas y la pubertad, resulte ser igual de interesante para ti.

8.

LAS MUCHACHAS Y LA PUBERTAD

Cuando pasamos por la pubertad, generalmente recibimos algo de información sobre lo que está pasando en nuestro cuerpo. Proviene de nuestros padres, maestros y amigos. Pero muchas veces, los padres y maestros no nos hablan sobre el sexo opuesto. (Quizá piensen que saber sobre el sexo opuesto nos hará apresurarnos a tener relaciones sexuales.) Otros muchachos quizá sepan menos sobre este tema que tú. Sin embargo, eso no siempre impide que difundan mucha información incorrecta.

Pero desconocer lo que sucede con el sexo opuesto puede hacer que la pubertad sea más confusa de lo necesario. Por eso, en este capítulo, hablaremos sobre los cambios por los que pasa el cuerpo de las muchachas durante la pubertad. Si eres como la mayoría de los muchachos, probablemente sientes mucha curiosidad al respecto. (De hecho, no nos sorprendería si éste es el primer capítulo que leas.)

SIMILITUDES Y DIFERENCIAS

Como puedes ver en la figura 39, las muchachas cambian bastante cuando pasan por la pubertad. De muchas maneras, la pubertad en

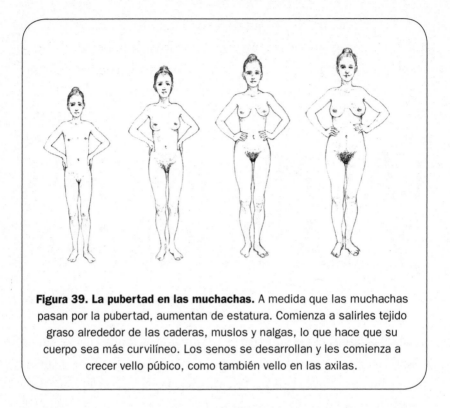

Figura 39. La pubertad en las muchachas. A medida que las muchachas pasan por la pubertad, aumentan de estatura. Comienza a salirles tejido graso alrededor de las caderas, muslos y nalgas, lo que hace que su cuerpo sea más curvilíneo. Los senos se desarrollan y les comienza a crecer vello púbico, como también vello en las axilas.

las muchachas es similar a la pubertad en los muchachos. Ambos sexos pegan un estirón y desarrollan un cuerpo más adulto. Tanto a los muchachos como las muchachas les comienzan a salir vellos púbicos. Los órganos genitales de ambos sexos se desarrollan. Los chicos comienzan a producir espermatozoides por primera vez y las chicas producen su primer óvulo maduro. Los muchachos y muchachas comienzan a traspirar más, y es probable que les comiencen a salir granos en esta etapa de su vida.

Pero los muchachos son diferentes de las muchachas. Algunos de los cambios por los que pasan los chicos no se producen en las chicas. Por ejemplo, a las chicas no se les engrosa la voz ni se les vuelve más profunda, como a los chicos. Además, hay cambios por los que pasan las muchachas por los que no pasan los muchachos. Por ejemplo, los muchachos no menstrúan.

La edad en que se inicia la pubertad también es diferente en las muchachas y en los muchachos. En los chicos, la pubertad generalmente comienza más tarde. La muchacha promedio comienza a desarrollar senos antes de que el muchacho promedio muestre indicio exterior alguno de la pubertad. A las chicas también les comienzan a salir vellos púbicos antes que al chico promedio. De todos modos, como bien sabemos, nadie es promedio. Algunos muchachos comienzan antes que el promedio. Los muchachos que pasan por un inicio temprano de la pubertad pueden hacerlo antes que algunas muchachas de la misma edad.

A pesar de que no todos los cambios por los que pasan los muchachos y las muchachas son los mismos, sus sentimientos y reacciones emotivas con respecto al crecimiento son muy similares.

LOS PRIMEROS CAMBIOS

En la mayoría de las chicas, el primer indicio de la pubertad es el desarrollo de senos o vello púbico (o ambos). Para un número menor de chicas, los vellos en las axilas son la primera señal de la pubertad. Estos cambios suceden a diversas edades. Algunas niñas pasan por la pubertad cuando sólo tienen siete u ocho años. A otras no les salen vellos púbicos ni senos hasta los trece años o más. En promedio, las niñas llegan a la pubertad entre los ocho años y medio, y los once.

SENOS

La figura 40 muestra el interior del seno de una mujer adulta. Como puedes ver, el seno tiene glándulas mamarias y ductos. También hay gran cantidad de tejido graso para proteger las glándulas mamarias. Cuando la madre da de lactar, el bebé chupa el pezón. Después de que la madre da a luz a un bebé, las glándulas mamarias empiezan a producir leche. La leche se traslada a través de los ductos hasta el

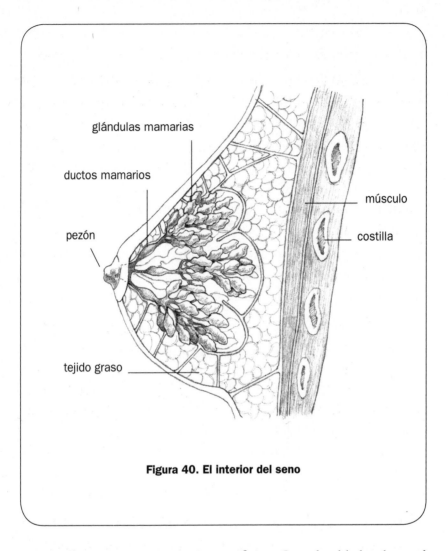

glándulas mamarias

ductos mamarios

pezón

músculo

costilla

tejido graso

Figura 40. El interior del seno

pezón. El pezón tiene unos veinte orificios. Cuando el bebé chupa el pezón, la leche sale de estos orificios.

Durante la pubertad, los senos de la muchacha comienzan a crecer. Se desarrollan glándulas mamarias y ductos debajo de cada pezón. Pero los senos no están listos para producir leche; eso sólo pasa cuando una mujer da a luz y el cuerpo se prepara para alimentar a un niño.

Inquietudes acerca del desarrollo de los senos

Los muchachos se preocupan sobre el tamaño de su pene. A las muchachas les inquieta el tamaño de sus senos. Muchas chicas (y mujeres también) desean que sus senos sean más grandes. Como sabes, el tamaño del pene de un hombre no tiene nada que ver con cuán masculino es. De la misma manera, el tamaño de los senos de una mujer no tiene nada que ver con cuán femenina es. Los senos funcionan igual de bien y producen la misma cantidad de leche, independientemente de su tamaño.

Sostenes

Una vez que los senos de las muchachas comienzan a desarrollarse, muchas comienzan a ponerse sostén. Algunas los usan para que les den soporte. Se sienten más cómodas y los senos no les bailan cuando corren, bailan o hacen deporte. Algunas chicas se ponen sostén porque se sienten incómodas sin ellos. Puede que otras chicas opten por no ponerse sostén. Es cuestión de preferencia personal.

LAS ETAPAS DE LA PUBERTAD

¿Recuerdas las cinco etapas del desarrollo de órganos genitales de las que hablamos en el capítulo 2? Pues a los médicos les gusta mucho el número cinco. También han dividido el desarrollo de los senos en cinco etapas. Puedes ver estas etapas en la figura 41.

La etapa 1 es la etapa de la niñez. Los senos no han comenzado a desarrollarse. La etapa 2 es el inicio del desarrollo de los senos. Debajo de cada pezón se forma un seno incipiente en forma de botón, lo que hace que el pezón sobresalga en el pecho. El pezón y la areola se agrandan. También se oscurecen. Los botones mamarios pueden

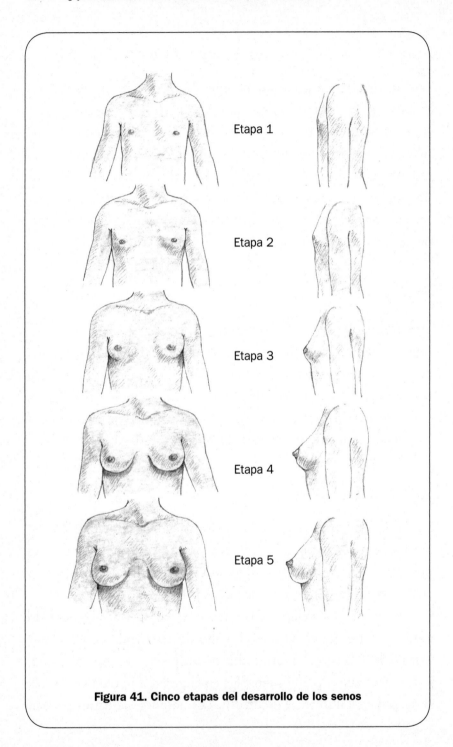

Etapa 1

Etapa 2

Etapa 3

Etapa 4

Etapa 5

Figura 41. Cinco etapas del desarrollo de los senos

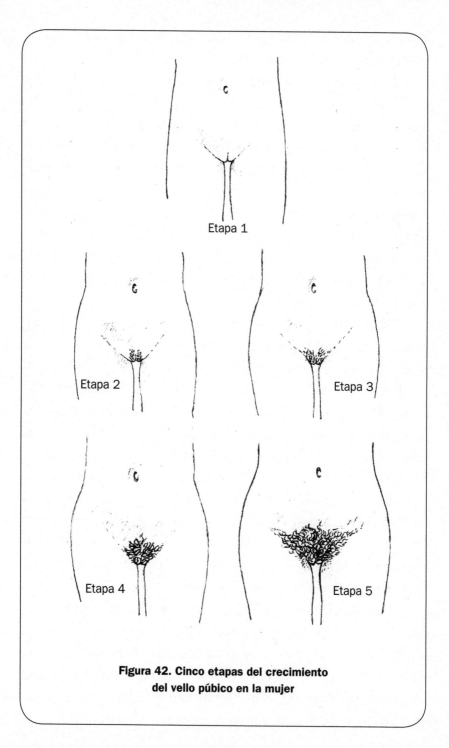

**Figura 42. Cinco etapas del crecimiento
del vello púbico en la mujer**

volverse sensibles o incluso doler. Las muchachas típicamente alcanzan la etapa 2 entre los ocho y medio, y los once años.

En la etapa 3 los senos continúan creciendo y se vuelven más redondos y llenos. Sobresalen más en el pecho. La mayoría de las muchachas alcanza la etapa 3 entre los diez y trece años. En la etapa 4 el pezón y la areola forman un bultito separado sobre el seno. Los senos tienden a ser bastante puntiagudos en esta etapa. Algunas chicas no pasan por esta etapa. Típicamente las muchachas alcanzan la etapa 4 entre los doce y catorce años. La etapa 5 es la etapa adulta. Generalmente las muchachas llegan a la etapa 5 entre los trece y dieciséis años. Por supuesto que no todas las chicas son iguales. Algunas muchachas alcanzan estas etapas cuando son un poco menores y otras cuando son un poco mayores.

A las chicas les sale vello púbico en la vulva durante la pubertad. También hay cinco etapas del crecimiento de vello púbico para las muchachas. Estas etapas se muestran en la figura 42.

La etapa 1 es la etapa de la niñez. Las niñas no tienen vello púbico durante la etapa 1. La etapa 2 comienza cuando aparecen los primeros vellos púbicos. Como con los muchachos, estos primeros pelos no son muy enrizados ni muy oscuros.

Durante la etapa 3, los vellos púbicos se oscurecen y se rizan. Cubren una porción más extensa y hay más de ellos, pero todavía no muchos. En la etapa 4 los vellos púbicos ahora son gruesos y enrizados como los vellos púbicos adultos, pero no cubren un área tan extensa como lo harán en la etapa adulta. La etapa 5 es la etapa adulta. El vello púbico crece en forma de triángulo.

La edad en la que un muchacho inicia la pubertad no tiene nada que ver con cuán rápido pasa por sus etapas. Lo mismo sucede con las muchachas. La edad en que se inicia el desarrollo de los senos y el vello púbico no tiene nada que ver con cuán rápido llega a la etapa adulta. Algunas muchachas que comienzan a desarrollarse a menor edad crecen rápidamente y otras lentamente. Algunas pasan de la etapa 2 a la etapa 5 en dos años o menos. Otras chicas requieren seis años o más. En promedio, el desarrollo de los senos toma de tres a cinco años. La muchacha típica tarda de tres a cinco años en pasar de la etapa 2 a la 5.

La edad en la que un muchacho inicia la pubertad no tiene nada que ver con el tamaño de su pene. Los chicos que comienzan antes no terminan con un pene más grande. Lo mismo sucede con las muchachas y los senos. Un inicio temprano no tiene nada que ver con el tamaño de los senos de una muchacha cuando terminen de crecer.

Las etapas del crecimiento del vello púbico y el desarrollo de los senos pueden ir de la mano. Por ejemplo, una muchacha en la etapa 3 del desarrollo de senos puede estar también en la etapa 3 del crecimiento de vello púbico. Sin embargo, éste no siempre es el caso. Una chica puede estar en la etapa 3 del desarrollo de senos pero sólo en la etapa 2 del crecimiento de vello púbico. O quizá esté en la etapa 3 del crecimiento del vello púbico y sólo en la etapa 2 del desarrollo de senos.

EL ESTIRÓN

Como los chicos, las muchachas pegan un estirón durante la pubertad. Comienzan a crecer y aumentar de peso rápidamente. Pero a diferencia de los muchachos, las chicas no tienen un aumento de fuerza.

Para las muchachas, el estirón sucede al comienzo de la pubertad. Entre los muchachos, pasa más adelante en la pubertad. A los diez u once años, las muchachas a menudo son más altas que los muchachos de su edad. Sin embargo, un par de años más tarde, después de que los chicos empiezan con su estirón, ellos usualmente alcanzan a las chicas y generalmente terminan siendo más altos. Por supuesto que hay algunas muchachas que siempre serán más altas que muchos de los chicos.

Cambios en la forma del cuerpo

La forma del cuerpo de la muchacha cambia a medida que pasa por la pubertad. Las caderas se le ensanchan y acumula tejido graso alrededor de las caderas, nalgas y muslos. Esto hace que tenga una forma más curvilínea, redonda, "femenina". Como con los chicos, la cara de las chicas también cambia y se hace más adulta. Sin embargo, el cambio no es tan drástico en las muchachas como en los muchachos.

VELLO CORPORAL, TRASPIRACIÓN, GRANOS Y OTROS CAMBIOS

A las chicas también les salen vellos nuevos en los brazos y piernas durante la pubertad. Algunas muchachas se afeitan los vellos de las piernas con rasuradoras o se los depilan con cremas, cera o algún otro método. Otras se lo dejan tal cual. Nuevamente, es una opción personal.

Como a los chicos, a las muchachas les salen vellos en las axilas durante la pubertad. La mayoría de las muchachas se afeita estos vellos. La traspiración y glándulas sebáceas en el área genital, las axilas, la cara, el cuello, los hombros y la espalda también se vuelven más activas en las muchachas. El olor del cuerpo les cambia, y puede que comiencen a ponerse desodorante o antisudoral. Los granos y el acné pueden ser un problema para las muchachas, así como lo son para algunos chicos, pero en general, las chicas tienen acné menos severo que los muchachos.

LOS ÓRGANOS SEXUALES

Los órganos sexuales de una muchacha se desarrollan y cambian durante la pubertad. La figura 2 del capítulo 1 muestra los órganos sexuales maduros en la parte exterior del cuerpo de la mujer. Es durante la pubertad que el vello púbico crece en el pubis y los labios externos de la vulva. El cojinete de tejido graso del pubis se vuelve más grueso. Los labios externos e internos se engrosan. Los labios externos, que son bastante planos durante la infancia, se engrosan. Los labios internos también se desarrollan. Tanto los labios internos como los externos se agrandan, se vuelven más arrugados y oscuros. La apertura urinaria y vaginal y el clítoris también crecen.

Si recuerdas del capítulo 1, en la punta del clítoris hay una capucha que la tapa parcialmente. Esta capucha está formada por dobleces de piel donde los labios internos se unen. (Ver la figura 2 de la página 6.) El resto del clítoris está debajo de la superficie de la piel. La punta es un pedacito de tejido rosado y firme. En una mujer adulta, es aproximadamente del tamaño de la punta de un lápiz. Como el pene, el clítoris es muy sensible a las sensaciones y pensamientos sexuales, y al tacto.

La masturbación

Como sabes, los muchachos, en su mayoría, a menudo se masturban tocándose, frotándose y acariciándose el pene de maneras que les dan placer sexual. Las muchachas, en su mayoría, a menudo se masturban tocándose, frotándose y acariciándose el clítoris o el área a su alrededor. Como con los chicos, algunas chicas comienzan a masturbarse cuando son pequeñas y continúan haciéndolo durante toda la vida. Otras no se masturban hasta que comienzan la pubertad. Algunas sólo comienzan cuando son mayores. Y otras nunca se masturban. Es perfectamente normal, ya sea lo hagan o no.

Como los varones, las mujeres pueden tener orgasmos cuando se masturban. De muchas maneras, los orgasmos de los hombres son similares a los de las mujeres. Ambos sexos sienten una acumulación de tensión sexual y una potente liberación de tensión durante el orgasmo. Sin embargo, a diferencia de los hombres, las mujeres no

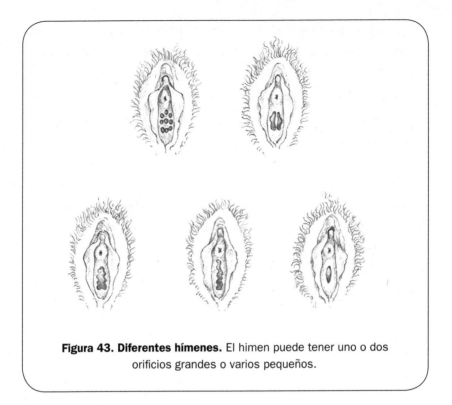

Figura 43. Diferentes hímenes. El himen puede tener uno o dos orificios grandes o varios pequeños.

eyaculan cuando tienen un orgasmo. La vulva y vagina se humedecen o "mojan" cuando una mujer se excita sexualmente. Pero esta lubricación sexual no es una eyaculación.

El himen

Durante la pubertad, el himen de una muchacha pasa a ser más grueso y notorio. El himen es un pedazo delgado de tejido justo dentro de la apertura vaginal. Otra palabra para himen es "virgo".

El himen se ve diferente en diferentes mujeres. Algunos son apenas un borde delgado de piel alrededor de la apertura vaginal. Otros se estiran a través de toda la apertura vaginal y tienen uno o más orificios. La figura 43 muestra cómo se ven los diferentes hímenes.

Quizá hayas oído historias de todo tipo sobre el himen. Muchas personas piensan que es posible darse cuenta si una muchacha es virgen por la condición del himen, pero esto no es cierto. (Una virgen es una persona que nunca ha participando del coito.)

Es cierto que el himen de la mayoría de las mujeres se rasga o estira cuando tienen relaciones sexuales por primera vez. Sin embargo, algunas mujeres tienen relaciones muchas veces sin que se les estire o desgarre mucho el himen. Además, el himen de algunas muchachas puede verse como si se hubiera estirado o rasgado incluso si no es el caso y las muchachas nunca han participado del coito.

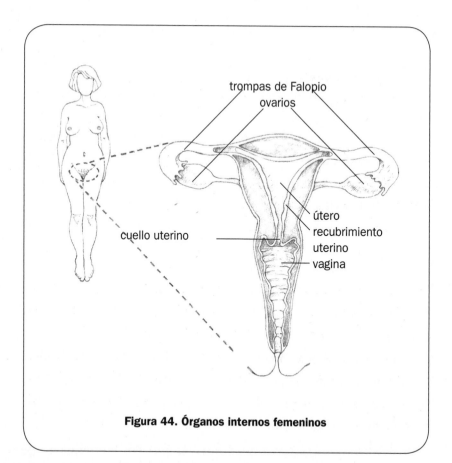

Figura 44. Órganos internos femeninos

Cuando el himen se estira o rasga, puede o no haber un poco de sangrado. Quizá la muchacha sienta un poco de dolor, pero éste dolor generalmente no es severo ni dura mucho.

La vagina, el útero, los ovarios y las trompas de Falopio

Las chicas también tienen órganos sexuales dentro del cuerpo. Durante la pubertad, estos órganos también comienzan a desarrollarse y crecer (ver figura 44). La vagina se alarga hasta alcanzar el tamaño adulto de tres a cinco pulgadas. Aun así, no es muy grande. Como quizá recuerdes, el pene promedio tiene aproximadamente seis pulgadas de largo cuando está erecto. Sin embargo, la vagina es muy elástica. Por lo tanto, el pene puede caber dentro cuando un hombre y una mujer participan del coito.

El útero y sus tubos se prolongan durante la pubertad. En una mujer adulta, el útero es aproximadamente del tamaño de un puño. También es muy elástico, al grado que se puede expandir lo suficiente como para contener a un bebé en crecimiento.

Los ovarios, dos pequeños órganos a ambos lados del útero, también crecen durante la pubertad. Además de crecer, pasan por cambios incluso más drásticos durante la pubertad. Comienzan a producir óvulos maduros. Cuando un óvulo maduro se une a un espermatozoide maduro, puede formarse un bebé.

La ovulación

Durante toda tu vida adulta, producirás nuevos espermatozoides. Las muchachas son diferentes. Nacen con todos los óvulos que tendrán en la vida, pero sus óvulos no han madurado del todo. Durante la pubertad comienzan a madurar. En algún momento después de que la muchacha pasa a la pubertad, comienza a ovular y producirá un óvulo maduro en los ovarios por primera vez. De adultas, las mujeres ovulan aproximadamente una vez al mes. Es posible que las chicas no ovulen con la misma frecuencia al comienzo. Pueden pasar dos o tres años antes de que empiecen a ovular de manera regular. Las mujeres maduras generalmente liberan un óvulo maduro de los ovarios aproximadamente una vez al mes.

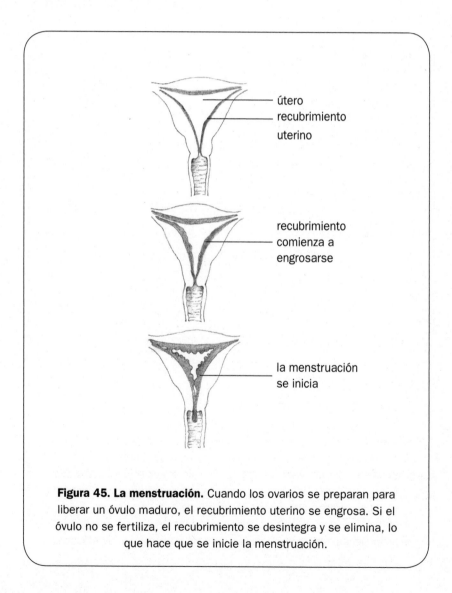

útero
recubrimiento uterino

recubrimiento comienza a engrosarse

la menstruación se inicia

Figura 45. La menstruación. Cuando los ovarios se preparan para liberar un óvulo maduro, el recubrimiento uterino se engrosa. Si el óvulo no se fertiliza, el recubrimiento se desintegra y se elimina, lo que hace que se inicie la menstruación.

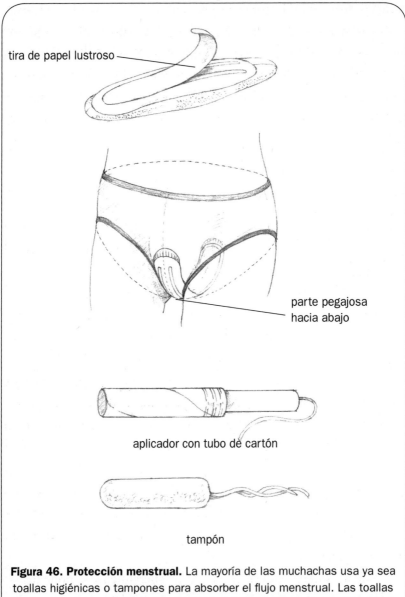

tira de papel lustroso

parte pegajosa
hacia abajo

aplicador con tubo de cartón

tampón

Figura 46. Protección menstrual. La mayoría de las muchachas usa ya sea toallas higiénicas o tampones para absorber el flujo menstrual. Las toallas higiénicas que se muestran aquí tienen un lado pegajoso que está cubierto con una tira de papel lustroso. Cuando se quita la tira de papel, las toallas higiénicas se colocan con el lado pegajoso hacia abajo en la parte interior del calzón. Los tampones son tapones absorbentes que se insertan en la vagina. Generalmente vienen en un aplicador de cartón o de plástico.

Antes de que el óvulo siquiera salga de los ovarios, el útero comienza a prepararse para un posible embarazo. Le sale un grueso recubrimiento, donde el óvulo se implanta si es fertilizado. Surgen nuevos vasos sanguíneos en el revestimiento, los cuales trasportan sangre al óvulo implantado. El recubrimiento también comienza a secretar nutrientes que alimentan al óvulo en las etapas iniciales del embarazo.

LA MENSTRUACIÓN

En la mayoría de los casos, el óvulo no es fertilizado por un espermatozoide. Por lo tanto, no se implanta en el recubrimiento uterino. En vez, simplemente se disuelve al poco tiempo de llegar al útero.

Ya que el óvulo no es fertilizado, el nuevo recubrimiento no es necesario. Aproximadamente una semana después de que el óvulo se disuelve, el útero comienza a eliminar el recubrimiento. Pedazos del recubrimiento se deslizan por las paredes del útero. Los tejidos se deshacen y se vuelven líquidos. Este tejido esponjoso y cargado de sangre se deshace y se vuelve mayormente líquido. Este líquido se llama sangre menstrual o flujo menstrual. Se acumula en la parte inferior del útero. De allí, gotea a la vagina y sale por la apertura vaginal (ver figura 45).

La eliminación del recubrimiento del útero puede tomar de tres a siete días. En promedio el flujo menstrual dura cinco días. Durante este tiempo se dice que la muchacha está menstruando o teniendo su periodo o regla.

Mientras tiene su periodo, la chica generalmente se pone toallas higiénicas o un tampón para evitar mancharse de sangre. Las toallas higiénicas están hechas de capas absorbentes y se usan dentro del calzón. Los tampones son tapones absorbentes de algodón que se insertan en la vagina (ver figura 46).

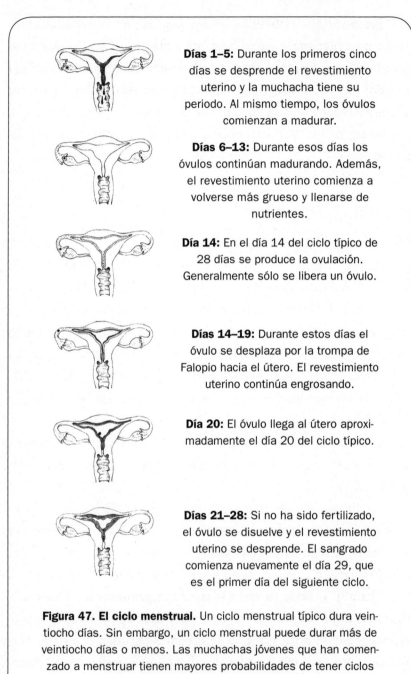

Días 1–5: Durante los primeros cinco días se desprende el revestimiento uterino y la muchacha tiene su periodo. Al mismo tiempo, los óvulos comienzan a madurar.

Días 6–13: Durante esos días los óvulos continúan madurando. Además, el revestimiento uterino comienza a volverse más grueso y llenarse de nutrientes.

Día 14: En el día 14 del ciclo típico de 28 días se produce la ovulación. Generalmente sólo se libera un óvulo.

Días 14–19: Durante estos días el óvulo se desplaza por la trompa de Falopio hacia el útero. El revestimiento uterino continúa engrosando.

Día 20: El óvulo llega al útero aproximadamente el día 20 del ciclo típico.

Días 21–28: Si no ha sido fertilizado, el óvulo se disuelve y el revestimiento uterino se desprende. El sangrado comienza nuevamente el día 29, que es el primer día del siguiente ciclo.

Figura 47. El ciclo menstrual. Un ciclo menstrual típico dura veintiocho días. Sin embargo, un ciclo menstrual puede durar más de veintiocho días o menos. Las muchachas jóvenes que han comenzado a menstruar tienen mayores probabilidades de tener ciclos menstruales irregulares y más largos.

Las muchachas por lo general tienen su primer periodo menstrual entre los nueve y dieciséis años. La edad promedio es de doce o trece. A algunas chicas les emociona la posibilidad de tener su primer periodo; otras no están tan ansiosas de que suceda. Muchas chicas se preocupan de que la primera regla las sorprenda. Temen que la sangre empape su ropa sin que ellas lo sepan y pasar vergüenza. Es una posibilidad, pero generalmente las chicas sienten algo húmedo y tienen tiempo de ir al baño. Además, no sale mucha sangre de una sola vez. Durante todo el periodo, sólo se pierde un cuarto o un tercio de taza de sangre. Por lo tanto, sólo una cantidad pequeña se escurre por la apertura vaginal en cualquier momento dado.

El ciclo menstrual

Después de que el útero ha eliminado su recubrimiento, el periodo menstrual llega a su fin. Mientras tanto, otro óvulo ya está madurando para la ovulación. Al poco tiempo de que se acaba el sangrado menstrual, el recubrimiento uterino vuelve a comenzar a engrosarse y prepararse para la siguiente ovulación y otro posible embarazo.

En las mujeres adultas, la ovulación sucede aproximadamente una vez al mes. (El promedio es cada veintiocho días.) Aproximadamente un mes después de la previa ovulación, los ovarios liberan otro óvulo maduro. Se deslizan por la trompa de Falopio hacia el útero. Si no se fertiliza el óvulo, el nuevo recubrimiento se eliminará nuevamente, y comenzará otro periodo menstrual.

Este ciclo de menstruación y ovulación se llama ciclo menstrual (ver figura 47). Todo el ciclo va desde el primer día de sangrado durante un periodo hasta el primer día de sangrado del siguiente periodo. En promedio, un ciclo toma veintiocho días, pero muy pocas mujeres tienen la regla cada veintiocho días, con total puntualidad. La duración del ciclo puede variar de un ciclo al siguiente y también de una mujer a otra. En las chicas jóvenes los ciclos irregulares son casi la norma. Toma dos a tres años empezar a tener ciclos regulares. Algunas muchachas nunca llegan a ser muy regulares.

El ciclo menstrual se repite una y otra vez durante gran parte de la vida adulta de una mujer. El ciclo se detiene cuando la mujer está embarazada. Las enfermedades, la tensión y la lactancia también pueden hacer que la mujer no tenga la regla. Pero por lo general, la mujer continúa menstruando y ovulando hasta que llega a la menopausia, excepto cuando está embarazada.

La pubertad es el tiempo de la vida de las chicas en que el periodo menstrual comienza. La menopausia es la época en la vida de las mujeres en que se detienen los ciclos menstruales. Ésta generalmente sucede cuando la mujer tiene entre cuarenta y cinco a cincuenta y cinco años.

Las hormonas

Como quizá recuerdes del capítulo 6, la pubertad comienza en el cerebro. Tanto los chicos como las chicas, producen en el cerebro sustancias químicas que se trasladan a la glándula pituitaria. Allí hacen que la pituitaria comience a producir hormonas.

En los muchachos las hormonas de la pituitaria se trasladan a los testículos. Hacen que los testículos produzcan la hormona testosterona. En las muchachas las hormonas de la pituitaria se trasladan a los ovarios. Hacen que éstos produzcan la hormona estrógeno.

En los chicos la testosterona ayuda a que los testículos produzcan espermatozoides. También causan el crecimiento de los testículos y el pene, la voz más gruesa, el desarrollo muscular y otros cambios de la pubertad. En las muchachas el estrógeno ayuda a que los óvulos maduren en los ovarios. También causa que los órganos sexuales maduren, los senos se desarrollen y que ocurran otros cambios de la pubertad.

El estrógeno también ayuda a controlar el ciclo menstrual. En la primera mitad del ciclo menstrual, antes de la ovulación, los ovarios producen cantidades mayores de estrógeno. El estrógeno ayuda a que los óvulos maduren. Después de la ovulación, los ovarios comienzan a producir otra hormona llamada progesterona. El nivel de estas dos hormonas en los ovarios aumenta y disminuye durante el ciclo menstrual y controla el proceso de menstruación y ovulación.

Cólicos menstruales

Los cólicos menstruales son dolores abdominales que a veces acompañan el flujo menstrual. Generalmente comienzan con el inicio del sangrado o un poco antes y duran de uno a tres días. Las muchachas pueden sentir desde una sensación de pesadez o un dolor sordo hasta un dolor agudo tipo cólico. Por lo general son peores durante las primeras veinticuatro a treinta y seis horas.

Casi todas las mujeres tienen dolores menstruales en algún momento de su vida, pero para la mayoría, no son un verdadero problema ni interfieren con las actividades diarias. Sin embargo, algunas tienen severos cólicos menstruales y, es más, deben pasar unos cuantos días en cama.

Los cólicos menstruales son más comunes entre las adolescentes que las mujeres adultas. Hoy en día, los médicos tienen tratamientos eficaces que generalmente surten efecto, incluso con cólicos menstruales severos. También hay tratamientos eficaces para los cólicos que se pueden comprar sin receta médica.

Otros cambios menstruales y el síndrome premenstrual

Algunas chicas y mujeres notan cambios en su cuerpo o sus emociones que comienzan en algún momento de su ciclo menstrual. Estos cambios pueden ser agradables, como energía adicional, una sensación especialmente buena o un despliegue de creatividad. O pueden ser cambios negativos como tensión, dolores de cabeza, problemas intestinales, hinchazón o aumento temporal de peso. Algunas muchachas notan que están irritables inmediatamente antes de que les venga la regla. O son más propensas a deprimirse durante este tiempo.

Las chicas que tienen cambios negativos antes de su periodo menstrual pueden tener síndrome premenstrual. Nadie está seguro de qué causa el síndrome premenstrual. Algunos médicos piensan que la causa es una deficiencia de vitaminas y nutrición. Otros piensan que se debe a un desequilibrio hormonal. La mayoría de las mujeres tiene alguno de los síntomas.

Espero que este capítulo te haya ayudado a aprender algo sobre los cambios de la pubertad en las muchachas. Recuerda, mientras más información tengas, menos confusa será la pubertad.

9.

SENTIMIENTOS ROMÁNTICOS Y SEXUALES

Creo que quizá esté un poco obsesionado con el sexo o algo. Es decir, a cada rato pienso en chicas, fantaseo y me masturbo bastante, por lo menos dos veces al día. ¿Piensa que tengo algo?

—ANÓNIMO, CAJA DE PREGUNTAS

Este tipo de pregunta surge a menudo porque, cuando empieza la pubertad, muchos de nosotros tenemos fuertes sentimientos románticos, sensaciones sexuales o ambos. Para algunos muchachos, esto significa pasar tiempo imaginando fantasías sexuales o un romance apasionado con alguien especial. Para otros, significa la necesidad de masturbarse con más frecuencia. Y para otros, significa interesarse en el sexo opuesto, enamorarse o tener un romance.

Estos sentimientos románticos y sensaciones sexuales pueden ser muy fuertes. A veces, te puede parecer que sólo piensas en romance y sexo. Algunos jóvenes se enfrascan tanto en esto que se asustan un poco. Si te preocupa a veces la intensidad de tus sentimientos románticos o sensaciones sexuales, te puede ayudar saber que son perfectamente normales. Muchos chicos de tu edad están pasando por lo mismo.

Pero no todos tienen fuertes sentimientos románticos o sensaciones sexuales durante la pubertad. Algunos chicos se dedican de lleno al deporte, la escuela, la música o lo que sea. Por lo tanto, a veces nos hacen preguntas como ésta:

> Mis amigos y yo siempre hablamos sobre el sexo y cosas así. No me interesa la parte romántica. ¿Cree que me pasa algo, que no estoy bien?
>
> —ANÓNIMO, CAJA DE PREGUNTAS

Así como cada uno de nosotros desarrolla y pasa por los cambios corporales de la pubertad a su propio ritmo, también tenemos nuestro propio tiempo para el romance y los intereses sexuales. Así que no hay necesidad de preocuparse porque todos los chicos de tu edad sólo están pensando en el sexo y tú no. No hay nada de malo en ti. El momento adecuado para ti es diferente al de ellos. Tienes mucho tiempo para tener sentimientos románticos y sensaciones sexuales.

Los chicos de mi clase tienen curiosidad de todos los mínimos detalles respecto al sexo. Y tienen especial curiosidad sobre los tipos de sentimientos románticos y sensaciones sexuales que sienten los jóvenes cuando crecen. Hablamos de fantasías y masturbación en capítulos anteriores. Pero las fantasías y la masturbación son asuntos privados que haces cuando estás solo. En este capítulo vamos a hablar más de tus sentimientos románticos y sensaciones sexuales que tienen que ver con otras personas. Hablaremos de cosas como amor a primera vista, citas y enamoramiento. Antes que nada, quiero decir un par de cosas sobre la amistad.

"AMIGOS Y NADA MÁS"

Cuando somos niños, nadie dice nada del hecho de que dos chicos del sexo opuesto sean amigos. De vez en cuando, la gente hace bromas sobre "amor infantil". Y nadie dice nada si un niño o una niña juegan juntos, son buenos amigos o se quedan a dormir en la casa del otro. Sin embargo, con la pubertad, las cosas cambian. De repente, ya no está bien quedarse a dormir en la casa de tu mejor amiga si sucede que es del sexo opuesto. Los otros chicos de la escuela o los adultos empiezan a suponer que son "más que amigos". Dan por hecho que tienen una relación romántica, como de novios.

Los chicos de mis clases a menudo dicen que es más difícil quedarse "amigos y nada más" después de cierta edad. Esto es lo que una muchacha de mi clase dijo:

> Voy a ir a la fiesta de disfraces de Pablo este sábado, y mi hermano no deja de molestarme diciendo: "Te gusta Pablo, te mueres por Pablo". Bueno, Pablo me cae bien, pero nada más. De buenas a primeras ya no puedo ser amiga de un muchacho. Todos piensan en novios o enamorados, y tiene que haber un romance de por medio.
>
> —FINA, 13 AÑOS

Un chico que era amigo de una muchacha desde la infancia, dijo lo siguiente:

> Me quedé a dormir en la casa de Elena y cuando estábamos nadando en la piscina, sus vecinas vinieron y me dijeron cosas como: "Ay, estás jugando con una niña. Y te quedas a dormir en su casa. ¡Qué raro!"
>
> —DANI, 11 AÑOS

Muchos chicos se quejan de este tipo de burlas y de cómo la gente asume que un amigo del sexo opuesto es "más que un amigo". Así que, en clase, hablamos sobre cómo manejar este problema. Aquí nuestros consejos:

- Simplemente no les hagas caso a las burlas y los rumores. Tu actitud debe trasmitir "que no te importa". Después de todo, ¿qué problema hay con que crean que estás enamorado de tu amiga?

- Explícale a la gente que son "amigos y nada más". Diles por qué piensas que ser "amigos y nada más" es divertido y excelente idea, o lo que sea.

- Habla con tu amiga para que las burlas y los rumores no la hagan sentirse incómoda cuando estén juntos.

Si tienes problemas de este tipo, prueba hacer lo que te aconsejamos. No permitas que "esto del romance" te impida disfrutar de tu amistad con alguien del sexo opuesto.

ENAMORAMIENTOS

Por supuesto, a veces sí nos interesa el romance. De hecho, muchos chicos se enamoran. Enamorarse significa tener sentimientos románticos o sexuales por alguien especial. Y puede ser emocionante. Sólo pensar en esta persona o verla de lejos te puede alegrar todo el día. Puede que pases horas felices imaginando un romance con ese alguien especial.

A veces, los chicos se enamoran de alguien que no es probable que sienta lo mismo por ellos. Puede ser una actriz de cine, una cantante de rock, otra mujer adulta o la amiga de un hermano mayor. Este tipo de enamoramientos puede ser una manera segura y saludable de experimentar con sentimientos románticos y sexuales. De todos modos, aunque finjamos lo contrario, en el fondo sabemos que esta persona es inalcanzable. O sea que no tenemos que preocuparnos de problemas de la vida real, como qué decir y qué hacer. Somos libres de dejarnos llevar por nuestra imaginación, sin preocuparnos de si le gustamos a esta persona. De cierta manera, enamorarse de una persona inalcanzable es una manera de practicar para cuando nos enamoremos en la vida real.

Pero este tipo de enamoramientos también puede ser doloroso. Si sientes que estás desarrollando un enamoramiento serio con alguien inalcanzable, ayuda mucho recordarte de vez en cuando que tu interés no es muy realista. Las probabilidades son mínimas de que esta persona sienta lo mismo por ti.

No todos los enamoramientos son inalcanzables. Te puede gustar alguien de tu edad que conociste en la escuela, iglesia, templo o algo así. Si esa persona también tiene interés en ti, el enamoramiento puede ser especialmente emocionante. Pero estar loco por alguien que no tiene interés en ti puede ser doloroso. Si tu enamoramiento te causa problemas, ayuda mucho conversar con alguien. Esa persona puede ser un amigo, tus padres, un maestro, otro adulto o un consejero.

Cuando los muchachos nos dicen que están interesados románticamente o sexualmente en alguien que realmente conocen, a menudo preguntan: *¿Cómo puedes averiguar si le gustas a alguien? ¿Cómo le dices a alguien lo que sientes?*

Básicamente hay dos maneras: se lo puedes decir tú o se lo puede decir otra persona por ti.

Si decides que un amigo hable por ti, debes escoger a alguien en quien realmente confíes. ¡No quieres que toda la escuela se entere! Generalmente es más fácil dejar que otro hable por ti. Pero ten en cuenta que si haces esto, casi no tienes control de lo que dicen de ti. Por ejemplo, puede ser que sólo quieras que tu amigo mencione tu nombre casualmente para ver cómo reacciona la chica. Y en vez,

¡resulta que tu amigo suena como que te mueres por la persona en que tienes interés!

Por eso, mucha gente prefiere hablar por sí misma. Hay muchas maneras de hacerle saber a alguien lo que sientes. Puedes ser amistoso, empezar una conversación, hacer esfuerzos por estar cerca de esa persona, pedirle que salgan juntos o simplemente decirle lo que sientes. Si esa persona hace este tipo de cosas *contigo*, es probable que tú le gustes.

Sea como sea que decidas hacerlo, tú mismo o por medio de un amigo, asegúrate de que sea en privado. La chica puede sentirse avergonzada de hablar de lo que siente por ti frente a amigos o compañeros de clase. Puede que realmente le gustes pero que no lo diga frente a todos.

SENTIMIENTOS HOMOSEXUALES

Algunas veces, la gente se enamora de alguien del mismo sexo. Cuando hablamos de esto en clase, surgen preguntas sobre la homosexualidad.

Homo significa "igual". Tener sentimientos homosexuales significa que tienes sentimientos románticos o sexuales, que fantaseas, sueñas o te has enamorado de alguien del mismo sexo. Durante la adolescencia, muchos chicos y chicas tienen pensamientos y sentimientos homosexuales o reales experiencias sexuales con alguien del mismo sexo.

Si has tenido sentimientos o experiencias homosexuales, puede que sepas que esto es bastante normal. Puede que no te preocupe en absoluto. O puede que estés un tanto confundido o afligido, o incluso aterrado por este tipo de sentimientos o experiencias. Tal vez hayas escuchado a gente hacer bromas o usar palabras insultantes cuando se refieren a la homosexualidad. De allí que te preguntes si realmente está bien tener sentimientos o experiencias homosexuales. Tal vez hayas escuchado a alguien decir que la homosexualidad es inmoral, anormal, un pecado o una señal de enfermedad mental. Y esto también puede causarte inquietud acerca de lo que sientes. Si has escuchado algo así (o incluso si no has escuchado nada de esto), creemos que ayuda mucho que conozcas lo básico acerca de la homosexualidad.

Casi todos tienen pensamientos, sentimientos, fantasías o experiencias homosexuales en algún momento de su vida. Por eso, usualmente sólo consideramos homosexuales a las personas que, como adultas, sienten mayor atracción sexual y afectiva por alguien del mismo sexo. Por lo general, sus experiencias sexuales son mayormente con alguien del mismo sexo. Aproximadamente uno de diez adultos en nuestra sociedad es homosexual.

Tanto los hombres como las mujeres pueden ser homosexuales. Las mujeres homosexuales se llaman lesbianas. "Gay" no es un término insultante y puede referirse a hombres o mujeres homosexuales. Siempre ha habido homosexuales, entre ellos algunas personas muy famosas. Gente de toda clase social, raza, religión o nivel económico puede ser homosexual. Hay homosexuales que son doctores, enfermeros, abogados, choferes, policías, artistas, empresarios, ministros, rabinos, sacerdotes, maestros, políticos, futbolistas, gente casada, gente soltera, padres… todo tipo de gente.

La mayoría de los adultos en nuestra sociedad es heterosexual. *Hetero* significa "diferente". Los heterosexuales se sienten atraídos romántica y sexualmente al sexo opuesto. Sus experiencias sexuales son mayormente con el sexo opuesto.

Hemos mencionado lo básico, pero si eres como la mayoría de los muchachos en mis clases, probablemente todavía tienes preguntas sobre la homosexualidad. Aquí las respuestas a algunas de sus preguntas.

¿La homosexualidad es inmoral? ¿Es antinatural, anormal o síntoma de enfermedad mental?

En el pasado, mucha gente creía que la homosexualidad era pecaminosa o anormal. Todavía hay gente que piensa así. Sin embargo, en esta época, cada vez menos gente piensa eso. Creemos que es un asunto personal que algunas personas son homosexuales y que ser homosexual es una manera de ser perfectamente saludable, normal y aceptable.

¿Qué es ser bisexual?

Una persona bisexual siente atracción por hombres y mujeres, y tiene experiencias sexuales con personas de ambos sexos.

Si una persona tiene sentimientos homosexuales o tiene experiencias con alguien del mismo sexo en la adolescencia, ¿esta persona será homosexual de adulto?

Tener experiencias y sentimientos homosexuales en la adolescencia no significa que la persona será homosexual de adulto. Muchos jóvenes que tuvieron experiencias y sentimientos homosexuales en la adolescencia resultaron ser heterosexuales de adultos. Y naturalmente, algunos resultaron ser homosexuales.

Hemos hablado con muchos adultos homosexuales sobre sus sentimientos en la adolescencia y hemos recibido muchas respuestas diferentes. Algunos tuvieron sentimientos homosexuales de adolescentes. Otros tuvieron sentimientos heterosexuales. Y había otros que no tenían claros sentimientos de un tipo o del otro en la adolescencia.

¿Es posible saber con certeza si uno es gay en la adolescencia?

Sí. Al menos unos cuantos adultos homosexuales dicen que sabían que eran homosexuales cuando eran adolescentes. Algunos incluso dicen que lo sabían cuando eran niños.

Para mayor información sobre la homosexualidad, puedes consultar la sección de recursos al final del libro.

CITAS ROMÁNTICAS

Cuando los jóvenes dejan la pubertad y entran en la adolescencia, muchos empiezan a salir con miembros del sexo opuesto. Esto puede ser divertido y emocionante, pero también puede crear problemas. Por ejemplo, puedes querer tener una cita antes de que tus padres consideren que tienes edad suficiente. O puede que no te sientas listo para las citas, y tus padres o amigos te presionen para que las tengas. Puede que te cueste decidir si quieres salir con una persona o con varias personas. Si ya has estado saliendo regularmente con alguien y decides salir con otra, puede ser difícil terminar con un romance estable. O si tu novia "estable" quiere cambiar la relación, puede que te sientas herido y te resulte difícil aceptarlo. Por otro lado, puede que quieras tener enamorada y nadie quiera salir contigo. Esto puede hacerte sentir un tanto deprimido.

Nuevamente, si tienes problemas románticos, puede ser de mucha ayuda que converses con alguien a quien le tienes respeto y confianza. Puedes hablar con uno de tus padres, otro adulto de confianza, un amigo o un hermano mayor. Además, te puede ayudar escuchar algunas de las preguntas que me hicieron al respecto en mis clases.

¿Qué haces si te gustaría tener una cita romántica, pero nunca has tenido una y estás comenzando a pensar que nunca tendrás una?

Si los otros chicos que conoces ya han empezado a salir con chicas y tú no, puede que pienses que nunca te va a tocar. Si te sientes así, ayuda mucho recordar que para cada persona, hay un momento adecuado para el romance. Puede ser terriblemente difícil si tu ritmo personal es más lento que el de los demás, pero el hecho de que te haya tomado más tiempo empezar no significa que nunca saldrás con chicas. Tal vez te demores, pero con el tiempo, tú también empezarás a salir. ¡Te lo garantizamos! Recuerda que tienes muchos años por delante. Realmente no importa si saliste con una chica por primera vez a los trece o a los veinte. Lo que importa es que te sientas bien contigo mismo a largo plazo.

¿Y qué pasa si cada vez que invitas a alguien la respuesta es "no"?

Si has invitado a una persona varias veces y la persona sigue diciendo que "no", entonces tienes que darte cuenta de que esta persona no quiere salir contigo. Puede ser difícil determinar la cantidad de veces que debes invitar a alguien antes de darte por vencido. En parte, depende de lo que la persona te diga. Si te dice que ya está saliendo con alguien o que simplemente no está interesada, eso es bastante claro y no debes invitarla más. Pero si te dice, "lo siento, estoy ocupada", no es mala idea intentar otra vez. Quizá la chica quiere salir contigo pero realmente está ocupada. Si sigues tratando y recibes este tipo de respuesta todo el tiempo, te aconsejo que digas algo así como: "Me encantaría que me llames cuando tengas tiempo", y nada más. Entonces, la chica puede escoger si aceptar la invitación o no.

Y si has invitado a varias personas diferentes y todas te han dicho que "no", quizá te sientas desanimado. Tal vez sientas que hay algo malo y horrible en ti y por eso nadie te va a decir que "sí". Antes de deprimirte y desanimarte, piensa. ¿A quién has invitado? ¡Tal vez no eran las personas correctas! ¿Sólo invitas a las chicas más lindas y populares? Si es así, eso puede ser parte del problema. Por un lado, las chicas más lindas y populares ya tienen muchas invitaciones. Tienes mejores posibilidades si invitas a alguien menos popular y no tan linda. Además, el hecho de que alguien sea popular o linda no significa necesariamente de que salir con ella va a ser súper divertido. Lo más importante es que sea simpática. ¿Te sientes a gusto con ella? ¿Se divierten juntos? Las cualidades internas de una persona son mucho más importantes que ser popular o atractiva.

También debes preguntarte qué tan bien conoces a la persona que estás invitando. Si estás invitando a alguien que apenas conoces, puede que por eso te diga que no. Date tiempo para conocer a alguien y dale tiempo para que te conozca. Entonces, las probabilidades de que acepte cuando la invites a salir serán mayores.

También puede ser útil que un amigo mutuo sondee la situación antes de que la invites a salir. Tu amigo te puede dar una idea de cómo responderá la persona. Si no hay interés, te evitará recibir un rechazo que te desanime. Además, puedes preguntarles a tus amigos a quién debes invitar a salir. A la gente le encanta emparejar a los demás. Tus amigos pueden tener en mente alguien en quien tú no habías pensado. Incluso puede que sepan de alguien ¡que se muera por salir contigo! O sea que no dudes en pedirles ayuda a tus amigos.

¿Qué pasa si tú quieres salir con chicas y tus papás se oponen?

Los jóvenes usualmente manejan esta situación de alguna de estas tres maneras: (1) Salen sin que sus padres sepan. (2) Obedecen a sus papás y esperan hasta tener la edad que sus padres consideran suficiente. (3) Tratan de convencer a sus padres de que cambien de opinión. Veamos cada una de las tres opciones.

Salir a escondidas no es una buena idea. Si te descubren, puedes meterte en problemas. Además, tus papás ya no confiarán en ti en el futuro. Incluso si no te descubren, puede que te sientas culpable de mentir. Y el sentimiento de culpa no es divertido. Al final, hacer cosas a escondidas no vale la pena.

Por otro lado, puede ser muy difícil obedecer a tus papás y esperar hasta ser mayor. Es especialmente difícil si hay alguien especial con quien quieres salir. Pero usualmente, los padres no quieren ser malos ni injustos. Están tratando de protegerte de "que te llenes la cabeza" con cosas para las que estás demasiado chico. Y cabe la posibilidad de que tengan razón. Si tus padres te dicen que "no", hazte las siguientes preguntas: ¿La mayoría de tus amigos ya está saliendo con chicas? ¿Realmente me perdería algo importante si espero hasta ser mayor?

Si respondes francamente estas preguntas con un "no", entonces tal vez esperar sea la mejor opción. Pero quizá pienses que tus padres son demasiado estrictos o anticuados. En este caso, tal vez sería bueno considerar la tercera opción: hacerles cambiar de opinión.

Puede que esto no sea fácil, pero vale la pena intentar. Para empezar, averigua exactamente por qué tienen estas reglas. ¿Qué les preocupa? Una vez que los hayas escuchado, pueden llegar a un acuerdo. Si, por ejemplo, tus padres piensan que eres demasiado joven para salir solo con una chica, tal vez te dejen salir en citas en grupo. Y si no te permiten ir al cine con una muchacha, tal vez te dejen ir a una fiesta con chicos y chicas o te permitan invitar a alguien a tu casa.

EL AMOR

Muchos jóvenes se enamoran o, por lo menos, piensan que están enamorados. ¿Pero cómo saben si se trata de verdadero amor?

Las emociones no se pueden pesar ni medir, y cada persona tiene una idea diferente de lo que significa enamorarse, entonces, no te podemos decir exactamente lo que es el amor verdadero. Pero podemos compartir contigo lo que pensamos al respecto.

Creemos que es importante reconocer las diferencias entre atracción y amor verdadero. La atracción puede ser un sentimiento intenso y emocionante (y a veces confunde e intimida), como fuegos artificiales. La atracción puede embargarte de tal manera que es difícil pensar en otra cosa. A veces la gente confunde atracción con amor, especialmente porque ambos empiezan de la misma manera. Pero no es lo mismo. La atracción no suele durar tanto. El verdadero amor suele durar. Además, la atracción no requiere que conozcas mucho a la persona, pero con el verdadero amor debes conocer muy bien a la persona (sus cualidades y defectos). La atracción puede suceder de la noche a la mañana. El verdadero amor toma tiempo. Puede que inicialmente hubo atracción y luego eso creció y se convirtió en verdadero amor. O es posible que la atracción se desvanezca y luego te das cuenta de que realmente no son "tal para cual".

Tu relación puede empezar con los fuegos artificiales de la atracción o puede desarrollarse lenta y gradualmente. En ambos casos, tarde o temprano, llega el momento en que la cuestión del amor aparece. Uno de ustedes o ambos se preguntará si esta relación realmente es buena. Durante esta etapa de cuestionamiento, puede que decidan terminar la relación. En nuestra opinión, sólo después de haber pasado por esta etapa de cuestionamiento y así y todo deciden continuar juntos, se puede decir que realmente están por el camino del verdadero amor.

DECISIONES SOBRE CÓMO MANEJAR TUS SENTIMIENTOS ROMÁNTICOS Y SEXUALES

Los jóvenes a menudo tienen que tomar decisiones sobre cómo manejar sus intensos sentimientos románticos y sexuales. Cuando dos personas se sienten atraídas, es natural que quieran tener contacto físico. Tener contacto físico puede significar algo tan simple como tomarse de la mano o despedirse con un beso al terminar una cita. O puede significar más que eso. El contacto físico incluso puede incluir algo muy íntimo como tener relaciones sexuales.

Algunas personas responden las preguntas acerca de cómo manejar sus sentimientos románticos y sexuales en base a lo que piensan que hace "todo el mundo". A menudo están equivocados acerca de lo que hace "todo el mundo". Además, *sólo porque "todos" lo hacen no significa que sea lo mejor para ti.*

Otros jóvenes simplemente obedecen lo que les dicen sus padres o su religión acerca de lo que es correcto o incorrecto, sin pensar mucho en ello. Por favor, no malinterpreten lo que estoy diciendo aquí. No estamos diciendo que no debes obedecer lo que te dicen tus padres o tu religión. De hecho, pensamos que los padres y las religiones tienen consejos excelentes que vale la pena seguir. Pero hemos descubierto que los jóvenes que aceptan lo que les han enseñado, sin cuestionar, a veces se topan con problemas. Cuando se encuentran en situaciones románticas, a menudo no pueden cumplir las reglas que les han enseñado. Estas reglas se desvanecen o se vuelven menos estrictas ante la enorme presión de experimentar sexualmente. A veces creemos que esto sucede porque, para comenzar, no habían hecho suyas las reglas.

Muchos jóvenes, tal vez todos, no están seguros de lo que está bien o está mal. Buscan respuestas para poder decidir hasta dónde llegar. Si hubiera una sola respuesta en la que todos estuviesen de acuerdo, sería muy fácil. Bastaría con darte la respuesta. Pero no es tan simple. Cada persona tiene una idea diferente sobre este tema. Por eso, en clase, especialmente en clases para chicos y chicas mayores, usualmente dedicamos bastante tiempo a este tema. Hablamos de cómo tomar decisiones acerca de los sentimientos románticos y sexuales. Les explicamos por qué se siente de esa manera, sin tomar partido. Sólo cuando hayas meditado y decidido tú mismo cuáles reglas seguir, esas reglas serán parte de tu ser. Y sólo cuando esas reglas sean parte de tu ser, se convertirán en reglas que puedes cumplir.

En lo que respecta a decisiones sobre el sexo, hay mucho que considerar. No hay suficiente espacio aquí para cubrir todo lo que necesitas saber. Por ejemplo, no puedes tomar responsablemente la decisión de tener relaciones sexuales sin estar bien informado sobre el control de la natalidad y las enfermedades de trasmisión sexual. (Ver los recuadros en las páginas 202–203 y 205.) Pero antes de pasar a otro tema, nos gustaría contestar un par de preguntas que se hacen frecuentemente en clase.

Quiero tener novia, ¿pero alguien de mi edad (once) es suficientemente mayor para tener relaciones sexuales?

Tengo doce y me gusta un chico de mi clase, y yo también le gusto. Pero tengo miedo de las relaciones sexuales. ¿Qué debo hacer?

Usualmente son los chicos y chicas más jóvenes los que hacen este tipo de preguntas.

La primera vez que escuché preguntas así, me chocó un poco que a esa edad preguntaran si ya estaban listos para tener relaciones sexuales.

Pero después de hablar más con estos jovencitos que hacían este tipo de preguntas, comprendí por qué las hacían. Y a menudo era porque tenían ideas equivocadas sobre el contacto físico. Algunos pensaban que besarse o acercarse físicamente de otras maneras sucede inmediatamente después de que sales con alguien. Otros pensaban que en una cita, lo menos que debes hacer es despedirte con un beso y tal vez dar un paso más. Otros incluso pensaban que tener novio o novia significaba automáticamente tener relaciones sexuales con esa persona.

Esto no es verdad, pero es fácil saber de dónde sacan los chicos estas ideas erradas. En los libros, pareciera que si dos personas se conocen en una página, están besándose apasionadamente en la página siguiente. En las películas, a veces parece que basta que dos personas totalmente desconocidas se miren para que, en la escena siguiente, estén juntos en la cama.

Por favor, no te confundas con lo que ves en libros, la televisión o las películas. Salir con alguien o tener novio no significa que van a tener relaciones sexuales; ni siquiera que se van a besar. Si sales con alguien, al fin y al cabo, es para tener la oportunidad de conocer a la persona con la que sales. Una vez que se conozcan mejor, puede que no quieras tener una relación romántica o sexual con élla. Y por sobre todas las cosas, recuerda que en cuestiones de romance y sexo, tú decides. No tienes que hacer nada que no te haga sentir bien.

¿Está bien besarse en la primera cita?

¿Está mal tocarse?

¿Cómo sé si algo es "demasiado"?

¿Cuándo debemos decir "hasta aquí llegué"?

Como explicamos antes, si todos estuvieran de acuerdo en esto, éstas serían preguntas muy fáciles de responder. Pero por supuesto, hay todo tipo de opiniones. Por ejemplo, hay quienes piensan que besarse en la primera cita no es correcto, y para otros está perfecto. Hay quienes piensan que tocarse está bien. Otros no. Algunos piensan que es un pecado ir más allá de tocarse. Otros no piensan que es inmoral, pero temen que los jóvenes se dejen llevar y terminen haciendo más de lo que realmente querían hacer.

La situación personal tiene mucha influencia en las respuestas de los jóvenes al tipo de preguntas que se mencionan arriba. Los valores de sus padres, las opiniones de sus amigos, las enseñanzas de la religión, sus convicciones morales y sus propias emociones son todas importantes. Estas influencias nos afectan de manera diferente, pero creemos que las siguientes ideas pueden ayudar a cualquiera que tenga estas preguntas:

• No dejes que nadie te presione, ya sea para los besos con lengua, caricias o ir más lejos. Haz solamente lo que estás realmente seguro que quieres hacer. Al fin y al cabo, tienes muchos años por delante; puedes darte el lujo de esperar hasta que estés seguro.

- Piensa en los sentimientos que tienes hacia esa persona ¿Confías en ella? ¿Va a contar chismes o difundir rumores sobre ti? ¿Estás haciendo esto porque realmente te interesa la persona o simplemente porque tienes curiosidad de probar estas cosas?

- ¿Estás tratando simplemente de probar que has crecido o estás tratando de ser más popular?

- No presiones a nadie a que haga algo que no quiere. Esta presión puede tomar la forma de un chico que persuade a una chica para que haga más de lo que realmente quiere. Pero los muchachos no son los únicos que ejercen presión. Una chica puede decirle a un chico que no es hombre si no la quiere besar o ir más lejos con ella.

Puede que todavía no estés seguro de las decisiones que debes tomar y cómo manejar tus sensaciones sexuales. Que no te sorprenda. Hay tantos aspectos a considerar: la parte emotiva, física, espiritual y moral (para mencionar sólo lo básico). Siempre es buena idea posponerlo hasta que seas mayor, para darte tiempo de considerar todas estas cosas antes de decidir sobre el sexo.

Al final, por supuesto, tú eres el que decides. Pero puede que encuentres útil conversar esto con otros. No hagas como muchos jóvenes que automáticamente deciden que sus padres no son las personas adecuadas. Te sorprendería saber que tus padres también tuvieron que responder esas mismas preguntas cuando tenían tu edad. A menudo, los jóvenes saben que las opiniones de sus padres son mucho más tradicionales y estrictas que las suyas. Y por lo tanto, tal vez no quieran hablar con ellos sobre las decisiones sexuales. Pero incluso si es así, tus padres pueden tener buen motivo para tener esas opiniones. Incluso si no estás 100% de acuerdo con ellos, pueden decirte cosas que te sean útiles. También es bueno hablar con un tío, hermano o un amigo mayor.

SEXUALIDAD: TIMIDEZ/SENTIMIENTO DE CULPA

A pesar de no haber usado específicamente la palabra sexualidad, hemos hablado de sexualidad en todo este capítulo. De hecho, todo este libro es sobre sexualidad. Algunas personas creen que la palabra "sexualidad" sólo se aplica a las relaciones sexuales, pero también incluye tu actitud hacia el sexo en general, sensaciones sobre los cambios en tu cuerpo, fantasías románticas y sexuales, masturbación, jue-

CONTROL DE LA NATALIDAD

Si un hombre y una mujer quieren tener relaciones sexuales pero no quieren un embarazo, pueden usar alguna forma de control de la natalidad. Algunos jóvenes creen que no es posible que la primera vez que tienen relaciones sexuales se produzca un embarazo. Esto no es verdad. Hay muchísimas mujeres que quedaron embarazadas la primera vez que tuvieron relaciones sexuales. Los jóvenes que han tenido relaciones sexuales por un tiempo sin que se produzca un embarazo desarrollan una falsa sensación de confianza. Creen que si hasta entonces no ha ocurrido, no pasará. Esto tampoco es verdad. De hecho, cuanto más tiempo una pareja tenga relaciones sexuales sin usar alguna forma de control de la natalidad, mayores las probabilidades de un embarazo. Algunas personas piensan que "esto no me puede pasar a mí". Creen que el embarazo les ocurre a otras personas. Nuevamente, no es verdad. Cualquier pareja que tiene relaciones sexuales sin usar anticonceptivos puede producir un embarazo, y en la mayoría de los casos, eso es lo que sucede, tarde o temprano.

Ahora que estamos hablando de cosas que no son verdad, tampoco es verdad que las chicas no quedan embarazadas si saltan después de tener relaciones sexuales. Esto no "expulsa la esperma". No es verdad que una mujer no puede quedar embarazada durante su regla. No es verdad que las duchas vaginales eviten embarazos. Y no

gos infantiles, sentimientos homosexuales, enamoramientos, abrazos, besos, tocarse y otro tipo de contacto físico.

Timidez

La mayoría de gente prefiere la privacidad y hasta siente timidez o vergüenza sobre algún aspecto de su sexualidad. Algunos jóvenes, por ejemplo, se vuelven muy pudorosos durante la pubertad y ya no se sienten cómodos de que sus familiares los vean desnudos. Algunos

es verdad que una mujer no puede quedar embarazada si el hombre saca el pene de la vagina antes de eyacular. Durante una erección, el hombre produce unas cuantas gotas de fluido que le sale del pene. Este líquido puede contener esperma. Incluso si un hombre eyacula fuera de la vagina, puede haber dejado esperma en la vagina. Además, si eyacula cerca de la apertura de la vagina, los espermatozoides pueden entrar y nadar hacia la vagina.

Incluso si todavía no estás teniendo relaciones sexuales, es buena idea aprender sobre el control de la natalidad. Hay muchos métodos diferentes. La píldora anticonceptiva y el implante Norplant son dos de los mejores métodos para evitar un embarazo, pero requieren visitas al médico. Otros métodos se pueden comprar en la farmacia sin receta médica, pero no son tan eficaces como la píldora.

Los preservativos están hechos de látex y cubren el pene como un guante cubre un dedo. Evitan que el semen del hombre entre en la vagina durante la eyaculación. El preservativo o condón también protege contra enfermedades de trasmisión sexual. Y no se necesita receta médica para comprar condones.

Hay muchas opciones en lo que respecta a control de la natalidad. Es importante que estés bien informado para que escojas bien lo que mejor te acomode. Para mayor información, ve la sección de recursos al final del libro.

sienten vergüenza de responder o hablar sobre los cambios de su cuerpo. Otros sienten que su regla y sueños húmedos son cosas privadas. Puede que no quieran que sus familiares o amigos sepan que les pasan estas cosas.

También pueden ser tímidos con respecto a sus sentimientos o actividades románticas o sexuales. Algunos chicos no quieren divulgar que se han enamorado. Otros se avergüenzan de sus fantasías o sensaciones homosexuales. Para la mayoría, la masturbación es algo muy privado. Besarse, tocarse y otros tipos de contacto físico también pueden ser temas de los que algunos jóvenes no quieren hablar. Y si les avergüenza hablar de ello, ni hablar de hacerlo.

Algunos chicos se preocupan de sentir tanta timidez acerca de la sexualidad, pero es completamente natural sentir timidez, vergüenza de la sexualidad o pensar que es algo privado. No significa que te ocurre algo malo. Sólo significa que ¡eres normal!

Sentimiento de culpa

Sin embargo, hay una gran diferencia entre timidez y sentimiento de culpa sobre la sexualidad. Algunos jóvenes no sólo sienten timidez, vergüenza o que es algo privado. Además se sienten culpables, asqueados, sucios o se sienten mal respecto a algún aspecto de su sexualidad.

Cuando los jóvenes nos dicen que se sienten culpables, les sugerimos que se hagan la siguiente pregunta: ¿Me siento culpable por algo que es (o puede ser) dañino para mí u otros? Si la respuesta es no, les aconsejamos tratar de dejar atrás esos sentimientos de culpa. Por otro lado, si hay un daño de por medio, en ese caso, aconsejamos que dejes de hacer lo que te cause sentimientos de culpa. Además, haz las paces, de ser posible, y trata de no volverlo a hacer en el futuro.

Incluso si una persona ha herido a alguien, a menudo no es algo muy serio. Por ejemplo, quizá te sientas culpable porque has estado

EL SIDA Y OTRAS ENFERMEDADES DE TRASMISIÓN SEXUAL

Si decides tener relaciones sexuales, también debes saber sobre enfermedades de trasmisión sexual. Las enfermedades de trasmisión sexual también reciben el nombre de STD (por sus siglas en inglés) o enfermedades venéreas. Son infecciones que usualmente se trasmiten de persona a persona por medio de contacto sexual. Hay varios tipos de STD. Los más comunes son gonorrea, sífilis, clamidia, verrugas genitales y herpes. La gonorrea, clamidia y sífilis tienen cura, pero si no se tratan prontamente, pueden causar serias enfermedades. No hay cura para el herpes y las verrugas genitales. El herpes causa defectos congénitos en bebés de algunas madres infectadas. Las verrugas genitales pueden incrementar las probabilidades de desarrollar ciertos tipos de cáncer.

Entre las enfermedades que se pueden trasmitir sexualmente, el SIDA (síndrome de inmuno-deficiencia adquirida) es la más seria. El SIDA ataca el sistema inmunitario del cuerpo y es crónico e incurable, pero se puede controlar siempre que tomes medicamentos.

Como las STD se trasmiten por contacto sexual, a menudo la gente se siente avergonzada de buscar tratamiento o decirles a sus parejas sexuales que pueden haberles contagiado una STD. Antes de tener relaciones sexuales, debes aprender sobre los síntomas e indicios de las STD, cómo evitar infectarse con una STD y qué hacer si te contagias. Para mayor información sobre STD, consulta la sección de recursos al final del libro.

coqueteando con la novia de tu mejor amigo, pero esto realmente no es tan serio, al menos no tan serio como el tipo de situación que describió un muchacho de quince años. Se sentía culpable por haber presionado a su novia para que hicieran lo que ella realmente no quería hacer:

Su límite era tocarnos, porque hasta allí se lo permitía la moral. Yo la presioné e hice que... bueno, no llegamos a hacerlo, pero hicimos más de lo que ella quería. No la forcé ni nada. Pero sí la presioné. Ahora me siento como un pervertido y me doy cuenta de que ella tampoco se siente bien consigo misma. Ahora las cosas entre nosotros han cambiado. Nos hemos distanciado.

—EDUARDO, 15 AÑOS

Este muchacho hizo algo que afectó cómo se sentían él y su novia respecto a sí mismos. También afectó su relación.

En otros casos, el daño puede ser incluso más serio, como por ejemplo, si después de relaciones sexuales sin protección se produce un embarazo. En este caso, el daño causado es bastante serio. En general, cuanto más serio el daño, más difícil es abordar el sentimiento de culpa. Y aunque hayas cambiado tu conducta y hayas hecho lo posible por hacer las paces, esto no significa que te dejes de sentir culpable.

Es importante recordar que los seres humanos somos, después de todo, humanos. Todos cometemos errores. Si has hecho todo lo posible por cambiar y enmendar tu conducta, entonces trata de perdonarte a ti mismo y sigue con tu vida.

También queremos recordarte del hecho de que personas diferentes tienen ideas diferentes de lo que es o no es dañino, como por ejemplo es el caso de la masturbación, de la que muchos jóvenes tienen sentimiento de culpa. En mi opinión, masturbarse es perfectamente normal y saludable. A menos que vaya en contra de los principios morales de una persona, usualmente les aconsejamos a los jóvenes que tienen sentimiento de culpa por masturbarse que traten de relajarse y que ya no se sientan culpables. Sin embargo, algunas personas ven las cosas de diferente manera. Creen que la masturbación es un pecado y que es inmoral, y las personas se hacen daño moral al masturbarse. Debido a estas creencias, su consejo es probablemente lo opuesto al nuestro. Les aconsejarían a los jóvenes que dejen de masturbarse y que no se vuelvan a masturbar en el futuro.

La reacción a la sensación de culpa depende no sólo de cuán serio es el daño ocasionado, sino de la idea de lo que es o no es malo. También es posible que los jóvenes se sientan culpables de hacer algo que poca gente consideraría malo. Por ejemplo, una chica de dieciséis años nos escribió:

> Si un chico se despide de mí con un beso, me siento muy avergonzada, no al momento, sino después. Sé que no es normal sentirse culpable, pero así me siento. ¿Cómo puedo superar este sentimiento de culpa?
>
> —FRANCISCA, 16 AÑOS

Esta muchacha se siente culpable y avergonzada por recibir un beso de despedida. Y a juzgar por las cartas que recibimos, no es la única. Algunos chicos se sienten culpables sin haber *hecho* nada. Por ejemplo, nos contaron que no sólo se sienten tímidos y avergonzados, sino que se sienten mal de tener sueños húmedos.

Los jóvenes pueden sentirse avergonzados o culpables de su sexualidad sin haber hecho nada malo. De ser así, puede ayudar que piensen *por qué* se sienten así. A menudo es porque una persona importante (quizá un padre) o un grupo (quizá religioso) le ha enseñado a sentirse así. Hubo una época en que mucha gente de nuestra sociedad tenía actitudes *muy* negativas sobre la sexualidad. En la época de tus bisabuelos, los pensamientos sexuales eran considerados inmorales, inspirados por el diablo. Los deseos sexuales eran considerados impuros o indecentes, especialmente en mujeres. Se consideraba anormales o pervertidas a las mujeres que tenían deseos sexuales o que disfrutaban del sexo. Mucha gente pensaba que incluso era un pecado que la gente casada tuviera relaciones sexuales, a no ser que estuvieran tratando de tener un hijo.

Por supuesto, los tiempos cambian y también las actitudes de la gente. Hoy, la mayoría de la gente en nuestra sociedad tiene actitudes más positivas sobre la sexualidad. Todavía algunas personas siguen teniendo actitudes negativas o parcialmente negativas sobre la sexualidad. Los padres que tienen estas actitudes se las trasmiten a sus hijos. Puede que los padres no digan expresamente "la sexualidad es mala", pero trasmiten esas actitudes de otras maneras. Por ejemplo, un padre puede molestarse cuando un bebito se toca los genitales y le aparta las manos, y hasta puede darle un manotazo. Esto le puede dar la idea al bebé de que los genitales son malos o sucios, y que es malo o incorrecto tocarlos. Cuando ese bebé crece, puede sentir vergüenza de la menstruación o sueños húmedos, o sentirse culpable de masturbarse.

Cuando lo ves de esta manera, realmente no es una sorpresa de que algunos chicos se sientan innecesariamente culpables sobre su sexualidad. Se sienten culpables incluso si no han hecho nada que los afecte a ellos o a otros. A estos jóvenes les puede ser muy difícil dejar de sentirse culpables, pero el estar consciente de estos sentimientos puede ayudar. Las personas pueden y deben aprender a superar el sentimiento de culpa.

DELITOS SEXUALES

Cuando hablamos en clase sobre decisiones sexuales, a menudo encuentro preguntas sobre delitos sexuales en la caja de preguntas "Todo lo que querías saber". Puede que tú también tengas preguntas al respecto.

Los padres no siempre hablan con sus hijos sobre delitos sexuales porque no los quieren asustar. Muchos padres evitan que sus hijos escuchen de esas cosas terribles para protegerlos. Es comprensible, pero la realidad es que los delitos sexuales ocurren. Pensamos que lo mejor para los jóvenes es que sepan sobre delitos sexuales para estar preparados para manejar una situación en que sean víctimas potenciales de un delito sexual.

Violación

Violar significa forzar a alguien a tener relaciones sexuales contra su voluntad. Puede pasarle a cualquiera: niños, adultos, personas de toda edad. Las víctimas, en su mayoría, son mujeres, y los violadores, en su mayoría, son hombres. Sin embargo, es posible que un muchacho o un hombre sea víctima de una violación. A veces, el violador de un hombre es otro hombre.

Si eres víctima de violación, lo más importante es conseguir ayuda de inmediato. Algunas víctimas de violación están tan afectadas que sólo van a su casa y tratan de olvidar el incidente, pero la víctima de violación necesita atención médica lo más pronto posible. Incluso si la víctima parece no tener heridas serias, puede haber heridas internas que necesitan atención médica. La víctima también necesita exámenes médicos para asegurarse de que no se infectó con una enfermedad de trasmisión sexual. (Estos exámenes son una de las razones por las que la víctima no debe bañarse ni ducharse antes de buscar atención médica.) Si la víctima es una muchacha que ha entrado a la pubertad, tal vez deba tomar la píldora del día siguiente para evitar un embarazo. (Ha habido casos de embarazos en niñas que no habían tenido su primer periodo.) Una víctima de violación también necesita apoyo para recuperarse emocional y físicamente, y debe procurar ayuda para esto también.

Si eres víctima de violación, hay varias maneras de conseguir ayuda. Puedes ir a la sala de urgencias del hospital o llamar al número de emergencias 911, y la policía te llevará al hospital. Hay líneas telefónicas de ayuda en caso de violación en la mayoría de los pueblos y las ciudades. Puedes averiguar el número de una de estas líneas locales de ayuda en el directorio telefónico o con el operador de informaciones.

Abuso sexual de menores

El abuso sexual de menores puede consistir en muchas cosas, como tocar, acariciar, manosear o besar los órganos sexuales o tener relaciones sexuales. El incesto es un tipo de abuso sexual. Sucede cuando un miembro de la familia tiene actitudes sexuales con otro miembro de la familia. Por otro lado, muchas veces entre hermanos se da una forma de juego sexual cuando están creciendo. Puede ser "jugar al doctor" o jugar a ser "mami y papi". Este tipo de juego sexual entre niños pequeños es muy común. Usualmente no se considera incesto y no es dañino. Pero el contacto sexual entre hermanos mayores o con otros familiares es incesto y puede ser muy dañino.

Muchas víctimas de incesto son muchachas cuyo abusador es su padre, padrastro, hermano, tío u otro pariente. También es posible que una parienta abuse de una muchacha. Los muchachos también pueden ser víctimas de incesto. Cuando el incesto ocurre con un chico, el abusador puede ser un pariente o parienta. El incesto puede ocurrirles a niños pequeños, incluso a bebés, y también a niños mayores y adolescentes.

El incesto no siempre recurre a la fuerza, como la violación. Una persona mayor en la familia puede presionar al niño a que haga cosas sexuales sin recurrir a la fuerza. Las víctimas de incesto en la mayoría de los casos están tan confundidas por lo que está sucediendo que simplemente no saben cómo ponerle un alto o evitar que vuelva a suceder.

El abuso sexual de menores sólo se considera incesto cuando el abusador es un pariente. Pero el abuso sexual también puede perpetrarlo un amigo de la familia, un maestro, un entrenador, el novio o novia de uno de los padres u otro adulto conocido por la víctima, o una persona totalmente desconocida. Tanto hombres como mujeres pueden ser víctimas de este tipo de abuso sexual.

Si eres víctima de abuso sexual, lo más importante es contarle a alguien. Esto puede ser difícil, especialmente si eres víctima de incesto.

Lo lógico es contarles a tus padres. (Por supuesto que en casos de incesto perpetrado por un padre, debes contarle a otra persona.) Sin embargo, a algunos padres les cuesta creerles a sus hijos en un principio. Si por alguna razón tus padres no te creen, puedes hablar con otro pariente, un tío, abuelo o hermano mayor, alguien que pienses que te puede creer. O le puedes contar a otro adulto, un maestro o consejero de la escuela, a un amigo de tus padres, al pastor de la iglesia, al rabino o a cualquier otro adulto en quien confíes.

También puedes llamar a Childhelp®, una línea telefónica nacional de ayuda para casos de abuso de menores. El teléfono está en la sección de recursos al final del libro. Las personas de esa organización que contestan el teléfono están especialmente capacitadas y comprenden por lo que estás pasando. (Algunas han sido víctimas de abuso.) No tienes que dar tu nombre, y lo que digas es confidencial, de modo que no dudes en llamar.

A las víctimas de incesto y otros tipos de abuso sexual de menores a menudo se les hace difícil contarle a alguien. A veces la persona que cometió el crimen le ha hecho prometer a la víctima que guardará el secreto, pero hay algunas promesas y algunos secretos que la persona no necesita guardar, y éste es definitivamente uno de ellos. Las víctimas también tienen dificultad para contarle a alguien porque piensan que, de alguna manera, lo que sucedió es su culpa. Creen que ellos tienen la culpa porque no evitaron que sucediera. Eso no es verdad. La persona mayor es siempre la que tiene la culpa en estos delitos. *La víctima no tiene la culpa y no hizo nada malo.* Algunas víctimas no cuentan porque tienen temor de que la persona les haga daño o se vengue si lo hacen, pero la policía y otras autoridades harán lo posible por proteger a la víctima.

Las víctimas de incesto a veces vacilan para contar lo que pasó porque no quieren que la persona que cometió el crimen tenga problemas con la policía. A pesar de que la mayoría de las víctimas aborrece lo que les han hecho, de todos modos no quieren ver a un familiar en la cárcel. Aunque la participación de la policía sea una idea horrenda, es mejor para todos al final. Y protegerá a otros hermanos que también pueden estar siendo víctimas de abuso. Además, quienes cometen incesto no siempre van a prisión. Si es posible, el juez hace que la persona reciba tratamiento siquiátrico y, al mismo tiempo, se asegura de que la víctima esté protegida de cualquier abuso.

Algunas víctimas de abuso no cuentan lo que sucede porque temen que la familia se separe. Temen que sus padres se divorcien o que las cosas se pongan peor de lo que están. Pero si el incesto continúa, las cosas ya no pueden estar peor. La víctima y los demás miembros de la familia también necesitan ayuda para afrontar la situación. Sin embargo, nadie puede conseguir la ayuda que necesita a menos que la víctima tenga el valor de dar el primer paso y contarle a alguien.

Las víctimas de incesto y otros tipos de abuso sexual, en su mayoría, sienten una mezcla de ira, humillación y vergüenza. Esto también puede dificultar que decidan contarle a alguien. Pero tienes el derecho de protegerte de todo abuso. Así que aunque te sientas avergonzado, es importante contarle a alguien. Realmente es lo mejor para todos.

Si has sido víctima de abuso, puede que te preocupe lo que sucederá cuando crezcas y escojas empezar a tener relaciones sexuales. Muchas víctimas se preocupan de que sus futuras parejas sexuales se den cuenta de que fueron víctimas de abuso. Pero eso no ocurre. Nadie puede darse cuenta del abuso a menos que escojas contarle a esa persona.

El abuso no afecta tu capacidad sexual, pero el abuso tiene efectos emocionales a largo plazo. Si has sido víctima de abuso, te aconsejamos que recibas ayuda profesional para que te recuperes emocionalmente. (Puedes llamar al número telefónico de ayuda que aparece en la sección de recursos para encontrar consejeros profesionales donde vives.)

PALABRAS FINALES

Como sabes, numerosos cambios físicos tienen lugar en el cuerpo durante la pubertad. Para la mayoría de nosotros, estos cambios físicos están acompañados de cambios emocionales. Por ejemplo, podemos sentirnos muy alegres, muy orgullosos y emocionados por el hecho de que estamos creciendo y haciéndonos adultos. Pero junto con estos sentimientos positivos, la mayoría de nosotros tiene sentimientos que no son tan agradables de vez en cuando, durante la pubertad. No es raro que a los jóvenes les den épocas de depresión o desánimo, algunas veces sin razón aparente. Tal vez parte de la razón por la cual tenemos esos sentimientos son las nuevas hormonas que está produciendo nuestro cuerpo. Toma tiempo que nuestro cuerpo se adapte a estas hormonas, y algunos médicos creen que los altibajos emocionales que experimentan muchas personas se deben, al menos en parte, a cambios hormonales. Pero sin duda, hay algo adicional. No sólo nos está cambiando el cuerpo. Está cambiando nuestra vida entera. A veces, todos estos cambios deben parecerte un poco abrumadores y te puedes sentir inseguro, atemorizado, ansioso o deprimido.

Una muchacha nos escribió a mi hija y a mí después de leer el libro de las muchachas sobre la pubertad, expresando algo que les pasa a muchos chicos. Dijo:

Estoy pasando por la pubertad y tengo un poco de miedo. Todos dicen que es algo normal sentirse así, pero cada vez que me estoy sintiendo bien, repentinamente me viene una depresión y ya no quiero crecer más. No quiero ser mayor y correr el riesgo de violaciones, enfermedades, muertes, etc.

También estoy en mi primer año de la escuela intermedia y tengo mucho miedo. No estoy segura de estar lista para hacerle frente a todos los cambios.

Es normal tener este tipo de sentimientos. Si sabes que otros muchachos de tu edad sienten lo mismo, eso no será una pastilla mágica que te hará sentir mejor, pero te puede ayudar a saber que, al menos, no estás solo.

Algunas veces, los jóvenes se preocupan porque sienten la presión de crecer de una vez por todas. Un muchacho lo puso así.

Todos los que conozco están tratando de crecer lo más rápido posible. ¿Cuál es el apuro? Yo no tengo ninguna prisa. Me quiero tomar mi tiempo. Estoy cansado de que todos actúen como adultos todo el tiempo.

Y a veces, la idea de ser mayor y más independiente puede ser motivo de temor. Como lo explicó un muchacho:

Bien, o sea que ahora, de buenas a primeras, se supone que debo crecer y tener todas estas responsabilidades de adulto. Pero no estoy listo para estas responsabilidades y tomar todas estas decisiones. En unos años, voy a ir a la universidad, conseguir un empleo y vivir solo, y ni siquiera sé lo que quiero hacer y si realmente puedo hacerlo solo. Algunas veces simplemente quiero seguir siendo niño.

Sin embargo, hay veces en que sentimos que la gente que nos rodea, especialmente nuestros padres, nos impide crecer con la rapidez que quisiéramos. Una adolescente expresó su punto de vista:

> Algunas veces realmente odio a mis padres. Me tratan como una niñita. Me quieren decir qué ponerme, cómo peinarme, dónde ir y con quién, a qué hora llegar a casa y bla, bla, bla. Siempre están molestándome. Es como si quisieran que siguiera siendo "su nenita" para siempre y no me dejan crecer.

Pasar por la pubertad y la adolescencia no significa necesariamente que tú y tus padres van a tener problemas y que no se van a llevar bien, pero la mayoría de los adolescentes tiene por lo menos unos cuantos conflictos con sus padres. De hecho, a veces pareciera que es una guerra declarada. Estos conflictos entre adolescentes y sus padres tienen que ver con los cambios que ocurren en la relación entre padre e hijo durante estos años. Cuando somos bebés, no podemos alimentarnos solos, ni cambiarnos ni ir solos al baño. Nuestros padres tienen que alimentarnos, vestirnos y cambiarnos los pañales; *dependemos* de ellos para todo. La labor de los padres es enseñarnos cómo cuidarnos para que, cuando llegue el momento, seamos capaces de mudarnos y vivir solos. Y nos tienen que cuidar y proteger hasta que tengamos la edad para hacer eso por nosotros mismos. Los chicos necesitan a sus padres, pero también quieren crecer, ser más independientes, cuidarse ellos mismos y tomar sus propias decisiones. Al inicio de la adolescencia, todavía eres muy dependiente, pero en pocos años dejarás tu casa para ir a la universidad o tener tu propio empleo. Así que durante la adolescencia, tú y tus padres están terminando una relación en la que eras muy dependiente y tratando de establecer una nueva relación en la que eres totalmente independiente.

No es fácil dejar atrás la vieja y conocida forma de llevar esa relación para crear una nueva. Los padres están acostumbrados a mandar y tomar decisiones. Puede que continúen diciéndote cómo vestirte y peinarte, qué hacer y cuándo, incluso después de que tú sientes que ya tienes edad para tomar esas decisiones por ti mismo. Este cambio en la relación de dependencia a independencia rara vez es fácil. Mucho del estrés, ira y otros sentimientos negativos que sientas durante la adolescencia tiene que ver con la relación que lleves con tus padres.

Nuestras relaciones con nuestros amigos también cambian durante estos años, y otra vez, estos cambios pueden causar cierta incertidumbre, confusión, depresión u otras emociones difíciles. Es probable que empieces la escuela intermedia y que vayas a una escuela nueva, donde tienes que hacer nuevas amistades, y ya no vas a ver a todos tus antiguos amigos. Dejar amistades y hacer nuevas amistades no es fácil. En estos años, ser parte de un grupo se convierte en una parte muy importante de tu vida. Puede hacerte las cosas más fáciles y más divertidas. Pero los grupos también crean problemas. Puede ser que no te acepten en cierto grupo a pesar de que te encantaría unirte a ellos. Entonces surgen sentimientos de aislamiento o exclusión que te pueden entristecer mucho. Incluso si te acepta el grupo, puedes encontrarte con problemas. Ser parte de un grupo puede tener muchas recompensas porque nos ayuda a sentir que realmente pertenecemos a algo, a sentirnos más aceptados, menos solos e inseguros. Pero a veces ser parte de un grupo tiene "costos". Tal vez tengamos que actuar de cierta manera o hacer ciertas cosas sobre las que no nos sentimos bien con el fin de ser parte del grupo. Esto es lo que dicen algunos muchachos sobre esto:

> Realmente quiero ser parte de uno de los grupos de chicas populares en la escuela. Pero hacen algunas cosas que no me gustan. Siempre se están burlando de las personas que no son parte del grupo, con bromas o comentarios y otras cosas cuando alguien

así está al frente de la clase y habla. Realmente quiero ser aceptada y no tengo que hacer lo que hacen para ser aceptada. Pero si lo hiciera, no me sentiría bien conmigo misma.

—MARGARITA, 14 AÑOS

Detesto la escuela, porque o actúas de cierta manera o eres invisible. Igual en clase, si tienes ideas diferentes a las de la mayoría, no las puedes decir, de lo contrario te contestan mal o te ponen por el suelo. Tienes que hacer y decir lo mismo que todos o no cuentas.

—TOMÁS, 13 AÑOS

Mis amigas me pueden convencer de hacer cosas que realmente no quiero hacer. Soy parte del grupo más popular de la escuela, pero los miembros toman bebidas alcohólicas y a veces consumen drogas, porque es "chévere". Mis padres me matarían si supieran lo que hago y, realmente, a mí no me gustan esas cosas, pero las hago por ser parte del grupo.

—SARA, 15 AÑOS

La verdad es que crecer es una combinación de experiencias muy diversas. Por un lado, hay muchas cosas emocionantes cuya llegada anticipamos; por otro lado, hay muchos cambios, cambios físicos, cambios de vida, cambios en nuestras relaciones con nuestros padres, nuestros amigos y con el sexo opuesto. Posiblemente, en algún momento de la historia, hubo alguien que pasó por la pubertad y la adolescencia sin ningún problema, pero no apostaríamos mucho dinero en ello. Si eres como la mayoría de los chicos, tendrás problemas en la época de los cambios emocionales y físicos de la pubertad. Esperemos que este libro te ayude a enfrentar esos problemas. Pero este libro es sólo el comienzo. Hemos incluido una sección de recursos al final del libro que pensamos que encontrarás útil.

SECCIÓN DE RECURSOS

En esta sección encontrarás libros, páginas web, líneas de información y organizaciones con las que te puedes poner en contacto para obtener ayuda con respecto a los temas tratados en este libro. Los recursos están organizados bajo los siguientes encabezamientos:

- Control de la natalidad, SIDA y otras enfermedades de trasmisión sexual

- Circuncisión

- Asesoría y terapia

- Trastornos de la alimentación: anorexia, bulimia y comer en exceso

- Jóvenes homosexuales

- Recursos para padres y maestros

- Acoso y abuso sexual

UNA NOTA SOBRE EL INTERNET

Las fuentes en esta sección incluyen páginas web y direcciones de correo electrónico. Todos nosotros, especialmente los jóvenes, debemos tener cuidado al usar el Internet. Hay páginas "para adultos solamente" con contenido lascivo y ofensivo. Si vas a parar a un sitio así, sal de allí. Muchas páginas en realidad son negocios que están tratando de hacer que gastes dinero. O sea que nunca proporciones en una página web un número de tarjeta de crédito sin obtener primero el permiso de tus padres. Tampoco llenes cuestionarios que te pidan información personal como tu edad, número de teléfono y dirección.

Puedes hablar directamente con otra gente por medio de sitios de *chat* en Internet y mensajes electrónicos. A muchas personas les parece una manera entretenida de intercambiar correspondencia con otras personas. Pero esto puede ser peligroso. Recuerda que cualquiera que conozcas y con quienquiera que hables por Internet es un completo extraño. Posiblemente no sean lo que dicen ser. A continuación, encontrarás reglas de sentido común para evitar estos problemas.

- Nunca des tu apellido, dirección, contraseñas de páginas web, número de teléfono o de tarjeta de crédito a alguien con quien "conversas" por Internet. No le digas a nadie a qué escuela, iglesia o templo vas, dónde pasas el tiempo o cualquier otra información que podría ayudar a alguien a encontrarte. Deja de comunicarte de inmediato con alguien que pida este tipo de información.

- Nunca aceptes reunirte con alguien con quien "conversas" por Internet.

- Deja inmediatamente de escribirle a cualquier persona que use lenguaje "sucio" o te haga sentir incómodo de cualquier manera.

- Si estás molesto o intrigado por algo que pasa por Internet, habla al respecto con tus padres o cualquier otro adulto en el que confíes.

El Internet es una fuente fabulosa de información. O sea que sigue las reglas y no te arriesgues.

CONTROL DE LA NATALIDAD, SIDA Y OTRAS ENFERMEDADES DE TRASMISIÓN SEXUAL

Libros

Changing Bodies, Changing Lives: A Book for Teens on Sex and Relationships por Ruth Bell y otros (Random House, 2005).

Éste es un libro fabuloso para adolescentes mayores. Hay capítulos excelentes sobre el control de la natalidad y las enfermedades de trasmisión sexual. (Asegúrate de obtener la cuarta edición, publicada en 2005, para que tengas la información más actualizada.) Este libro también trata una gran variedad de temas, entre ellos la sexualidad, los trastornos de la alimentación, el consumo de sustancias nocivas, el cuidado de la salud emocional y las prácticas sexuales más seguras.

Planned Parenthood (oficina nacional)

434 West 33rd Street
New York, NY 10001
Teléfono: 212-541-7800
Línea de información: 800-230-7526
Página web: www.plannedparenthood.org

Planned Parenthood también tiene sucursales en todo el país. Ofrecen control de la natalidad, pruebas de embarazo, tratamiento para enfermedades de trasmisión sexual y servicios de aborto, o te remiten a otros profesionales y otros servicios e información sobre la salud reproductiva. Puedes llamar a su teléfono gratuito para averiguar sobre una clínica cercana. O busca en las páginas amarillas bajo el título *"family planning"* o *"birth control"*. Incluso si no hay una clínica de Planned Parenthood cerca de ti, estos títulos incluyen listas de clínicas que ofrecen servicios similares a adolescentes.

CIRCUNCISIÓN

American Academy of Pediatrics (AAP)

141 Northwest Point Boulevard
Elk Grove Village, IL 60007
Teléfono: 847-434-4000
Fax: 847-434-8000
Páginas web:　　www.aap.org/policy/re9850.html
　　　　　　　www.aap.org/healthtopics/Stages.cfm#inf

La AAP tiene un grupo de trabajo sobre la circuncisión. La más reciente declaración sobre su postura está disponible por Internet en la primera página de la dirección de arriba. Tienen información para padres en la segunda página de Internet mencionada arriba.

National Organization of Circumcision Information Resource Centers

NOCIRC
P.O. Box 2512
San Anselmo, CA 94979
Teléfono: 415-488-9883
Fax: 415-488-9660
Correo electrónico: info@nocirc.org
Página web: www.nocirc.org

Esta organización te puede mandar donde un médico "informado sobre la función del prepucio" y proporcionar información sobre la circuncisión.

Doctors Opposing Circumcision (D.O.C.)

2442 NW Market Street, Suite 42
Seattle, WA 98107
Página web: www.doctorsopposingcircumcision.org

Esta organización es otra buena fuente de información sobre la circuncisión.

ASESORÍA Y TERAPIA

No tienes que enfrentar situaciones emocionales difíciles solo. Es mucho más fácil hacerles frente a las situaciones difíciles cuando recurres a otros para obtener ayuda. Hay muchas maneras de encontrar gente dispuesta a escucharte y ayudarte. Puedes hablar con tus padres o un familiar, amigo, maestro, rabino, pastor o sacerdote.

También hay muchas maneras de buscar ayuda profesional en tu zona. Éstas son algunas de ellas:

- Llama a una línea de información: Busca en las páginas blancas bajo los siguientes títulos: *Teenline, Helpline, Talkline, Crisis Hotline, Crisis Intervention Services* y *Suicide Prevention.* Si no puedes encontrar una línea apropiada de información de esta manera, llama a la estación de policía o algún centro para adolescentes para obtener el número de una línea de información. (No es necesario que des tu nombre.) Si vives en una comunidad pequeña sin una línea de información, prueba la guía de teléfono de una ciudad grande cercana.

- Comunícate con una clínica para adolescentes: Las clínicas para adolescentes a menudo prestan servicios de asesoría. Busca en las páginas amarillas bajo *Clinics.* Si vives en una comunidad pequeña sin clínicas para adolescentes, prueba la guía de teléfono de una ciudad grande cercana.

- Llama a tu iglesia o templo: Pídele a tu pastor, sacerdote, rabino o director de actividades juveniles que te recomiende un terapeuta o asesor.

- Llama a una estación de radio: Es posible que las estaciones de radio con una audiencia compuesta mayormente por adolescentes o que tengan programas de entrevistas dirigidos a los adolescentes te puedan recomendar un servicio de asesoría. No es necesario que salgas al aire; simplemente llámalos y diles que necesitas ayuda.

- Pregúntale a tu médico de cabecera: Tu médico de cabecera probablemente pueda recomendar a un terapeuta cerca de donde vives.

- Comunícate con un centro de salud mental: Los centros de salud mental usualmente ofrecen servicios a adolescentes. Busca en las páginas amarillas bajo *Clinic* o *Health Services.* También busca en las páginas blancas bajo servicios del condado.

- Llama a la *American Psychological Association:* Esta organización te remitirá donde un sicólogo cerca de donde vives. Ésta es su línea de información sobre profesionales locales: 800-964-2000.

TRASTORNOS DE LA ALIMENTACIÓN: ANOREXIA, BULIMIA Y COMER EN EXCESO

National Eating Disorders Association

603 Stewart Street, Suite 803
Seattle, WA 98101
Teléfono: 800-931-2237
Correo electrónico:info@nationaleatingdisorders.org
Página web: www.nationaleatingdisorders.org

La NEDA proporciona información y te remite a grupos de apoyo y tratamiento para la anorexia, bulimia y trastornos de alimentación en exceso. Para información sobre recursos en tu zona llama al número de arriba o visita la página web y pulsa en *"Treatment Referrals"*. También puedes solicitar información sobre profesionales en tu área por correo electrónico. Incluye tu estado, código postal y el nombre de la ciudad más cercana.

National Association of Anorexia Nervosa and Associated Disorders (ANAD)

P.O. Box 7
Highland Park, IL 60035
Línea de información: 847-831-3438
Correo electrónico: anad20@aol.com
Página web: www.anad.org

La ANAD es la organización sin fines de lucro más antigua que ayuda a las víctimas de trastornos de la alimentación y sus familiares. Ofrece asesoría e información por teléfono y correo electrónico. (Pero las llamadas a su línea de información no son gratuitas.)

Además, la ANAD ofrece información gratuita sobre terapeutas y programas de tratamiento en todo Estados Unidos y opera una red de grupos de apoyo para quienes padecen de trastornos y sus familiares. La organización publica un boletín informativo trimestral y envía información específica cuando se solicite.

Overeaters Anonymous (OA)

P.O. Box 44020
Rio Rancho, NM 87174
Correo electrónico: info@oa.org
Página web: www.oa.org

OA es un grupo de autoayuda que se basa en el mismo programa de 12 pasos de Alcohólicos Anónimos. No se cobra ninguna cuota ni tarifa para afiliarse ni asistir a las reuniones. Su página web contiene información sobre OA y te ayudará a encontrar un punto de reunión cercano. También puedes enviarles un mensaje electrónico con cualquier pregunta que tengas. O llama a la sucursal más cercana de OA para obtener información y el horario de reuniones locales. (Busca en las páginas blancas bajo *Overeaters Anonymous*.)

American College of Sports Medicine (ACSM)

Public Information Department
P.O. Box 1440
Indianapolis, IN 46206
Teléfono: 317-637-9200
Página web: www.acsm.org

Puedes obtener una copia gratis del folleto de la ACSM sobre el síndrome de la atleta si escribes a la dirección de arriba. Incluye un sobre tamaño comercial con estampillas suficientes para dos onzas.

JÓVENES HOMOSEXUALES

Libros

Young, Gay, and Proud por Don Romesburg (Alyson Publications, cuarta edición, 1995).
    Ésta es una excelente fuente para los jóvenes que están aceptando su sexualidad.

Campaign to End Homophobia

P.O. Box 382401
Cambridge, MA 02238
Página web: www.endhomophobia.org

Esta organización publica dos excelentes panfletos: "I Think I Might Be Gay . . . Now What Do I Do?" y "I Think I Might Be a Lesbian . . . Now What Do I Do?"

Puedes escribirles a la dirección de arriba para obtener una copia de cualquiera de los dos panfletos. (Incluye un sobre tamaño comercial con estampillas suficientes para dos onzas. Se reciben contribuciones a la campaña para sufragar el costo de producir y distribuir estos documentos.)

National Gay/Lesbian/Bisexual Youth Hotline: 1-800-347-TEEN

Se atiende esta línea de información para jóvenes gay, lesbianas y bisexuales de 7 p.m. a 11:45 p.m. (hora del este) de jueves a domingo.

Parents, Families, and Friends of Lesbians and Gays (PFLAG)

1726 M Street NW, Suite 400
Washington, DC 20036
Teléfono: 202-467-8180
Correo electrónico: info@pflag.org
Página web: www.pflag.org

PFLAG es una organización nacional de apoyo con sucursales en todo el país. Algunos de sus excelentes panfletos están disponibles en su página web. Su panfleto "Be Yourself" también se puede pedir por correo. Envía $2 por cada panfleto y solicita documentos gratis y una lista de publicaciones.

RECURSOS PARA PADRES Y MAESTROS

Muchos de los recursos enumerados bajo otros títulos en esta sección también son útiles para padres y maestros. Bajo este título, hemos enumerado unos cuantos de nuestros recursos preferidos para padres y maestros.

Libros

From Diapers to Dating: A Parent's Guide to Raising Sexually Healthy Children por Debra W. Haffner (Newmarket Press, segunda edición, 2004).

Este libro está lleno de consejos y pautas sensatas que permitirán que los padres aborden inteligentemente una serie de asuntos sexuales.

Hostile Hallways: The AAUW Survey on Sexual Harassment in America's Schools (AAUW, 1993).

Ésta es la reveladora encuesta de la American Association of University Women sobre el acoso sexual en instituciones educativas.

How to Talk So Kids Will Listen and Listen So Kids Will Talk por Adele Faber y Elaine Mazlish (Perennial Currents, edición del vigésimo aniversario, 2004).

Enseña aptitudes básicas de comunicación que son sumamente valiosas para padres y maestros.

The Kinsey Institute New Report on Sex por June Reinisch con Ruth Beasley (St. Martin's Press, 1994).

Es una extenso recurso que contiene información básica sobre una variedad de temas, entre ellos la pubertad, anatomía y fisiología, salud sexual y sexualidad durante todo el ciclo de vida.

P.E.T.: Parent Effectiveness Training por el Dr. Thomas Gordon (Three Rivers Press, edición actualizada, 2000).

Esta clásica guía enseña valiosas aptitudes de comunicación para padres y maestros.

ETR Associates

4 Carbonero Way
Scotts Valley, CA 95066
Teléfono: 800-321-4407
Página web: www.etr.org

ETR publica y distribuye información sobre sexualidad y educación sobre la salud para educadores y padres en libros, currículos, folletos, videos y otros recursos. Puedes examinar su catálogo o escribirles o llamarlos para pedirles un catálogo gratis.

National Dissemination Center for Children and Youth With Disabilities (NICHCY)

P.O. Box 1492
Washington, DC 20013
Teléfono: 800-695-0285
Correo electrónico: nichcy@aed.org
Página web: www.nichcy.org

NICHCY es un centro nacional de información y datos sobre profesionales médicos que proporciona informes sobre discapacidades y problemas relacionados con ellas para familias y educadores, lo que incluye recursos sobre la enseñanza de asuntos de sexualidad a niños con discapacidades. También puedes obtener respuestas personales a preguntas específicas por correo electrónico o teléfono.

Sexuality Information and Education Council of the United States (SIECUS)

130 W. 42nd Street, Suite 350
New York, NY 10036
Teléfono: 212-819-9770
Página web: www.siecus.org

El SIECUS es un grupo nacional de asesoría sobre educación sexual. Tienen gran variedad de información para padres y maestros. Algunas de sus excelentes bibliografías comentadas, hojas de datos y útiles folletos para padres están disponibles por Internet. También puedes escribir o llamar para pedir un catálogo de sus publicaciones.

ACOSO Y ABUSO SEXUAL

Childhelp® National Child Abuse Hotline

800-422-4453 (800-4-A-CHILD)
800-222-4453 (800-2-A-CHILD; TTY para sordos)
Página web: www.childhelp.org

Esta línea de información se atiende a toda hora y puede ayudar a jóvenes y padres con cualquier tipo de abuso, ya sea sexual, emocional o físico. Puedes hablar con una persona capacitada; ¡simplemente no cuelgues! No es necesario que des tu nombre. La línea de información también proporciona información y datos de expertos profesionales locales en asuntos de abuso infantil.

Equal Rights Advocates

1663 Mission Street, Suite 550
San Francisco, CA 94103
Teléfono: 415-621-0672
Fax: 415-621-6744
Línea de información: 800-839-4ERA
Página web: www.equalrights.org/SexHar/School/sh-scho.htm

La página web de esta organización proporciona excelente información para jóvenes y padres sobre el acoso sexual en las escuelas. También tienen una línea de información gratuita de asesoría. Puedes dejar un mensaje a cualquier hora y alguien te devolverá la llamada.

ÍNDICE

ACERCA DE LAS AUTORAS

LYNDA MADARAS es autora de doce libros sobre salud, cuidado de niños y el arte de ser padres. Es reconocida en todo el mundo por bibliotecarios, maestros, padres, enfermeros y médicos, y también los jóvenes, por su original estilo no intimidante, excelente organización y la profundidad con la que trata el tema de la experiencia adolescente. Fue maestra de salud y educación sexual de muchachos de ambos sexos en California durante más de veinticinco años. Realiza talleres para maestros, padres y bibliotecarios, y se ha presentado en *Oprah*, CNN, PBS y *Today*.

AREA MADARAS tenía apenas once años cuando ayudó a su madre con el primer libro *What's Happening to My Body?* Actualmente es consultora de comunicaciones y tiene dos hijos. Vive en California y continúa ayudando a su madre con la serie.